DES

FISTULES URINAIRES

CONSÉCUTIVES

A LA TAILLE PÉRINÉALE

PAR

Le Dr Eugène MILLIÈRE

Ancien externe des hôpitaux de Lyon
Élève du service de santé militaire

LYON

TYPOGRAPHIE ET LITHOGRAPHIE L. GALLET

2, rue de la Poulaillerie, 2

1887

DES
FISTULES URINAIRES

CONSÉCUTIVES

A LA TAILLE PÉRINÉALE

DES
FISTULES URINAIRES

CONSÉCUTIVES

A LA TAILLE PÉRINÉALE

PAR

LE DR EUGÈNE MILLIÈRE

Ancien externe des hôpitaux de Lyon
Élève du service de santé militaire

LYON
TYPOGRAPHIE ET LITHOGRAPHIE J. GALLET
2, rue de la Poulaillerie, 2.
—
1887

DES
FISTULES URINAIRES

CONSÉCUTIVES

A LA TAILLE PÉRINÉALE

INTRODUCTION

Parmi les accidents nombreux qui peuvent être consécutifs à l'opération de la taille, un des plus communs et en même temps des plus redoutés est la persistance d'une fistule au niveau de la voie artificielle que le chirurgien s'est créée pour aller à la recherche du calcul.

Cet accident très fréquent avec les anciens procédés (méthode de Celse, méthode du grand appareil) est encore loin d'être rare de nos jours, malgré les perfectionnements considérables apportés à l'opération, malgré l'amélioration des instruments et des pansements, malgré la connaissance plus parfaite des états généraux et diathésiques qui peuvent influencer la cicatrisation : Thompson, dont la compétence ne saurait être mise en doute, affirme en parlant de cette suite fâcheuse de la taille, qu'il est bien peu d'opérateurs qui ne comprennent quelques cas de ce genre dans leur pratique.

La lecture d'un certain nombre d'observations de malades ayant subi la lithotomie par la voie périnéale et qui sont restés fistuleux, nous ont laissé entrevoir combien multiples étaient les causes de cet accident ; analyser ces observations, en tirer des déductions pratiques pour le traitement prophylactique et même curatif de ces fistules, nous a paru un sujet digne d'intérêt et nous en ferons l'objet de notre thèse inaugurale.

L'étude que nous entreprenons laisse assez comprendre que dans aucun cas après la taille périnéale nous considérons la fistule comme une chose fatale ; mais elle est parfois si difficile à éviter qu'il y a tout avantage pour le chirurgien d'atteindre le calcul par un chemin différent, d'avoir recours à la taille hypogastrique. Chemin faisant, nous signalerons donc les principales indications de la taille sus-pubienne, considérée, bien entendu, uniquement comme moyen de se soustraire aux chances d'une fistule urinaire.

Nous diviserons notre mémoire de la façon suivante :

Dans un premier chapitre nous donnerons un court aperçu historique dans lequel nous suivrons la fistule urinaire à travers les différents âges de la lithotomie.

Un second chapitre sera consacré à l'étiologie et à la pathogénie de la persistance du trajet fistuleux après la taille.

Dans un troisième chapitre nous parlerons du pronostic.

Enfin, nous consacrerons un quatrième et dernier chapitre à l'étude du traitement prophylactique et curatif.

Avant d'entamer notre sujet, nous tenons à adresser nos sincères remerciements à M. le professeur Gayet qui nous a fait l'honneur d'accepter la présidence de notre thèse. Nous remercions aussi M. le professeur agrégé Augagneur, qui nous a inspiré ce travail, qui nous a aidé de ses conseils, qui enfin, durant notre externat à l'hôpital de la Croix-Rousse, nous a toujours montré une extrême bienveillance.

CHAPITRE PREMIER

Historique.

L'histoire des fistules urinaires est liée d'une façon si intime à l'histoire de la taille, qu'il est impossible de suivre les vicissitudes de cet accident, sans retracer, au moins brièvement, l'évolution de la lithotomie elle-même.

Nul doute que les premières fistules urinaires ne soient aussi anciennes que les premières tailles elles-mêmes : cependant Hippocrate, le premier qui nous ait laissé dans ses écrits quelques mots au sujet de la taille, bien que l'opération fut pratiquée longtemps avant lui, ne signale pas cet accident possible. Il est vrai qu'à cette époque le lithotomiste avait moins à se préoccuper des suites éloignées de son intervention, que de la mortalité immédiate ; cette mortalité devait être considérable, puisque nous voyons le père de la médecine, qui, certes, n'était pas un chirurgien timide pour son temps, ne parler de la taille que pour la proscrire et la défendre à ses élèves.

Il faut arriver jusqu'à Celse, qui vivait sous les règnes d'Auguste, et de Tibère, pour retrouver un travail sur l'opération de la pierre. Le premier cet auteur nous laissa la description d'un procédé ; le premier, il se préoccupa des fistules consécutives et du moyen de les éviter.

Le procédé de Celse, désigné aussi sous le nom de méthode du petit appareil, a été pendant très longtemps le seul connu et employé. Nous en citerons le manuel opératoire; de cette façon, on saisira mieux ce que nous dirons des inconvénients de ce procédé et des dangers que présente la plaie périnéale de dégénérer en trajet fistuleux. Le chirurgien introduit deux doigts de la main gauche, l'index et le médius, bien frottés d'huile, dans l'anus de l'enfant, et les enfonce doucement aussi avant qu'il le peut, la paume de la main regardant en haut ; il applique en même temps sa main droite sur l'hypogastre et le déprime. Puis, cherchant la pierre il l'amène adroitement avec les doigts qui sont dans le rectum au côté gauche du périnée, auprès du fondement et l'y fixe avec ses doigts de manière qu'elle ne puisse s'échapper et qu'elle fasse une espèce de saillie au périnée. Alors à l'aide d'un bistouri tenu de la main droite, il fait une incision profonde, légèrement oblique de haut en bas et de dedans en dehors et qui doit pénétrer jusqu'à la pierre. L'incision achevée, la pierre se présente à la vue : l'opérateur n'a plus qu'à pousser la pierre en dehors avec les doigts qui sont dans l'intestin, ou à la tirer à l'aide d'un crochet.

On doit voir, par ce court exposé, tout ce que ce procédé a de défectueux. Il n'est applicable, d'après Celse, qu'entre 8 et 14 ans ; il y a impossibilité en effet chez l'enfant du premier âge d'introduire deux doigts dans le rectum et chez l'adulte d'atteindre la pierre avec les doigts, pour la ramener vers le col ; on n'est jamais sûr, en outre, des parties intéressées, du lieu où porte l'incision. Enfin, exposant d'une façon presque certaine le col de la vessie à être broyé et plus ou moins déchiré par les aspérités de la pierre qui doit être poussée avec force de dedans en dehors, il est le procédé qui fait courir à l'opéré le plus de chances d'une guérison incomplète, d'une guérison avec fistule.

Cet inconvénient avait bien fixé l'attention de Celse (1). « Il faut, dit-il, faire l'incision un peu plus grande que la pierre n'est grosse. Car ceux qui, dans la crainte de voir persister une fistule, font l'incision trop petite, s'exposent plus sûrement à cet inconvénient : le calcul tiré avec violence se fraie la route que vous n'avez pas faite assez large ; sa surface inégale et raboteuse tend à augmenter les accidents. Il peut survenir une hémorrhagie, une distension de nerfs.

« Si le malade échappe il conservera une fistule plus étendue par le déchirement que si l'incision eût été suffisamment grande. »

Malgré toutes ses imperfections, cette méthode est presque exclusivement pratiquée jusqu'au XVIᵉ siècle par quelques chirurgiens, mais surtout par des empiriques, souvent peu délicats ; témoin ce fameux Raoux, dont l'histoire nous a été laissée par Colot, et qui s'était fait une réputation considérable par les suites heureuses de ses tailles : il n'avait ni morts, ni fistuleux. Ses

______

(1) Aurelius Cornelius Celsus. *De re medica*, Liber VII. Caput XXVI.

succès trouvèrent enfin leur explication, il opérait ou feignait d'opérer de la pierre des sujets qui n'en étaient pas atteints. Colot lui-même le surprit, recevant adroitement de la main de son aide une pierre, qu'il rougit de sang à l'incision faite au périnée et qu'il présenta au patient comme s'il venait de la tirer de la vessie.

Nous trouvons dans le traité de lithotomie de ce même Colot (1600) le jugement et la condamnation de la méthode Celsienne. Un passage de cet ouvrage nous laisse supposer que la fistule urinaire était une terminaison fréquente et la mort une terminaison plus fréquente encore, chez les taillés par le petit appareil (1). « *Enfin, dit-il, nonobstant toutes ces difficultez, s'il se trouve des sujets d'une assez forte constitution pour sortir d'un pas aussi dangereux, ils restent pour la plus grande part avec des fistules incurables, accompagnées quelquefois d'un flux d'urine involontaire par le fondement.*

Ces circonstances me sont connues parce qu'on vient me consulter assez souvent pour des enfans de la campagne qui sont réduits dans ce misérable état et qui y restent toute leur vie qui n'est pas de longue durée.

En 1525, Marianus Sanctus, de Naples, faisait connaitre une nouvelle méthode de lithotomie, dont le mérite de l'invention revenait d'ailleurs à Jean des Romains, médecin de Crémone. Cette méthode, aussi nommée taille par le grand appareil à cause de la multiplicité des instruments employés, devait bientôt se substituer complètement au procédé de Celse.

Elle ne fut connue en France que vers l'année 1535 ;

<hr>

(1) Colot, *Traité de la taille*, p. 25.

elle y fut apportée et pratiquée par Octavien de Ville, disciple de Marianus.

Laurent Colot sut chez nous s'approprier cette méthode. Il en fit un secret qui se transmit, de père en fils, dans sa famille durant plusieurs générations ; et elle en fut la propriété exclusive jusqu'au jour où le mystérieux procédé fut surpris au père de François Colot, alors qu'il opérait gratuitement les calculeux à l'Hôtel-Dieu (1). Les chirurgiens, *qui gagnaient maîtrise dans cet hôpital,* firent secrètement quelques ouvertures au plancher, entre les solives, directement au-dessus de la chaise où l'on plaçait les malades pour être taillés.

Le procédé du grand appareil, que l'on reconnut être la taille de Marianus Sanctus, rentra dans le domaine chirurgical. Voici, en quelques mots, en quoi il consiste : Une incision médiane du périnée et de la portion membraneuse de l'urèthre est faite sur un cathéter cannelé placé dans ce dernier conduit. Par l'ouverture uréthrale ainsi produite, on introduit dans la vessie un gorgeret conducteur, en prenant pour guide le cathéter et sur le conducteur ainsi placé, on glisse un instrument spécial, le dilatatoire, à l'aide duquel on distend plus ou moins rapidement le col de la vessie.

Ce procédé, s'il a sur le petit appareil l'avantage d'être applicable à tous les cas, de ne pas permettre au chirurgien de s'égarer, guidé qu'il est par le cathéter, présente encore le grave inconvénient de contondre et de déchirer le col de la vessie et la prostate, exposant ainsi à la suppuration, à une cicatrisation lente ou même à une

(1) Colot, p. 74.

incontinence d'urine et à une fistule. Mery (1) qui, d'ailleurs, pratiquait cette opération avec un certain succès, ajoute que la fistule n'était pas chose rare. Colot, Ledran (2) avouent aussi avoir eu dans leur pratique un certain nombre de fistules ; mais ils tendent à innocenter le procédé, incriminant seulement les mauvaises conditions dans lesquelles se trouvait le malade lors de l'opération.

A la fin du seizième siècle, la taille par le grand appareil était à peu près exclusivement employée quand parut sur la scène chirurgicale une sorte de moine, Frère Jacques, nommé Jacques de Beaulieu, homme d'un certain génie, mais complètement dénué d'instruction et de connaissances anatomiques. Il vint à Paris en 1697, porteur de nombreux certificats qui attestaient les guérisons par lui obtenues dans différents endroits ; il proclama avoir une façon particulière de tirer la pierre de la vessie. Il tenait son procédé opératoire d'un empirique italien, *tailleur de pierres et de boyaux*, nommé Pauloni, dont il avait été le domestique.

Après un premier succès qui fut l'objet d'un rapport favorable de Mery, il eut de tels revers que celui-ci, après avoir autopsié plusieurs taillés du Frère Jacques, n'hésita pas à publier un second rapport où il énumérait tous les inconvénients du nouveau procédé.

Un peu découragé, Frère Jacques quitta Paris et pendant un an resta en Hollande, où il fit plusieurs opérations qui réussirent assez mal, et s'attira de vives critiques de la part de Raw, chirurgien d'Amsterdam, qui l'avait vu opérer.

(1) Mery, p. 20.
(2) Ledran. *Parallèle de la taille*, p. 86.

De retour à Paris en 1700, il se mit à perfectionner ou plutôt à régulariser sa méthode, aidé des sages avis de Fagon et Duverney. Depuis lors, il eut un grand nombre de succès à Paris et en province et aussi en Hollande.

La description que Mery nous a laissée dans un rapport sur le procédé de Frère Jacques nous prouve que bien certainement ce procédé appartient à la méthode latéralisée (1). « En faisant son opération, dit Mery, il coupe le corps des prostates, le col entier de la vessie *par le côté* et un peu de son corps. »

Nous voyons que ce qui différencie surtout le procédé de Frère Jacques de la méthode du grand appareil, c'est que la dilatation brutale et aveugle de la prostate et du col de la vessie est remplacée par une section franche et bien déterminée.

Mery, dans son premier rapport, apprécie très bien les avantages de cette incision au point de vue de la fistule permanente possible, accident très fréquent par le grand appareil. (2)

« En favorisant l'incision au col et au corps de la
« vessie, par laquelle il tire la pierre, il évite les contu-
« sions et le déchirement de ces parties, qui arrivent
« presque toujours au col de la vessie et aux prostates
« qui lui sont jointes, et à l'urèthre dans l'opération
« commune, pour peu que la pierre soit grosse et sa sur-
« face raboteuse ; de là vient que les parties qu'il divise
« n'étant que coupées peuvent plus facilement se réunir
« après son opération, d'où il suit qu'il doit y avoir moins
« de fistules qu'après l'opération ordinaire, puisque dans

(1) Mery. p. 17.
(2) Mery, p. 20.

« celle-ci les parties souffrent toujours une forte con-
« tusion ; il leur arrive une perte considérable de leur
« substance par la suppuration qui s'en fait, ce qui em-
« pêche leur réunion et forme la fistule. »

Une série de soixante malades, taillés par frère Jacques
à l'Hôtel-Dieu et à la Charité, en 1699, avant, il est vrai,
la rectification de sa manière d'opérer, montre que son
procédé ne mettait pas complètement à l'abri de la persistance d'une fistule (1). — De ces soixante malades,
vingt-trois moururent, treize seulement guérirent parfaitement, et encore apprit-on, par la suite, que la plaie
de quelques-uns s'était rouverte ; les vingt-quatre
autres restèrent, les uns avec une incontinence d'urine,
les autres avec une fistule.

C'est ce que frère Jacques paraît oublier quand il dit,
en parlant de la modification de son procédé : « *Ceux*
« *qui font bien la taille à l'ancienne manière, la feront*
« *encore mieux en celle-cy, car de mille de leurs taillez,*
« *bons sujets, bien portants, il n'y en aura pas un de fis-*
« *tuleux, ny qui en meurent.* »

Colot, dans son *Traité de Lithotomie*, se refuse à
accepter les résultats si brillants, promis par frère
Jacques à ceux qui emploieront son procédé, et il le
relève avec humeur : « Cette méthode, dit-il, ne contri-
bue en rien, non plus que la situation de la playe, à faire
éviter la fistule et l'écoulement des urines, comme le dit
frère Jacques : et il faut avoir bien peu de connaissance
de l'anatomie pour avancer pareille absurdité. » — « Tout
cela, ajoute Colot en terminant, fait voir que dans ce qu'a

(1) Boyer. *Traité des maladies chirurgicales*, p. 211.

dit ce nouvel opérateur, il n'y a d'autre but que de surprendre. »

Frère Jacques mort, la méthode latérale retombe dans un oubli complet, du moins en France, car Raw, chirurgien hollandais. qui avait assisté, ainsi que nous l'avons vu, aux opérations du frère, et qui désapprouva ou parut désapprouver cette méthode, sut cependant profiter de ce qu'il avait vu. et apportant au procédé de notables modifications, il obtint des succès très importants qui firent grand bruit à cette époque, succès ridiculement exagérés par ses prôneurs à gages et ses élèves crédules qui ne voyaient que l'opération et ne se donnaient pas la peine d'en examiner les suites.

Mais ce qui fait que l'histoire ne peut juger trop sévèrement la mémoire de Raw, c'est qu'il se refusa complètement à faire connaitre les détails de son procédé et qu'il emporta dans la tombe le secret de son mode opératoire.

L'indignation qu'excita dans le monde savant la conduite à jamais honteuse de Raw, fit bientôt place à un sentiment d'une autre nature : une noble émulation saisit les esprits ; chacun se mit à l'œuvre pour retrouver la méthode perdue et bientôt on vit naitre de ces recherches une méthode nouvelle, la méthode latérale de Foubert, dont le moindre inconvénient est la persistance commune d'une fistule et qui tomba rapidement dans un juste discrédit, et la méthode latéralisée, rajeunie, perfectionnée, qui, encore aujourd'hui, est une méthode de choix.

C'est à peu près en même temps que Cheselden, en Angleterre, Garengeot et Perchet, en France, retrouvaient le secret de Raw.

Scarpa, dont l'autorité est incontestable, nous a laissé en quelques lignes l'appréciation de la méthode de Cheselden, au point de vue de l'accident qui nous intéresse : « Je ne sais pas bien, dit-il, ce qui peut survenir après le grand appareil latéralisé, mais quant à ce qui est relatif à la taille latérale pratiquée d'après les principes de Cheselden, j'ose affirmer que l'on trouve à peine deux opérés sur cent, qui soient affectés de fistule urinaire, et je dois ajouter que, lorsque cet accident arrive, après la méthode latérale, il ne résulte jamais de l'imperfection de cette méthode, mais il dépend de l'opérateur qui s'obstine quelquefois à vouloir extraire une pierre à travers une incision trop peu étendue ou qui, voulant affecter une promptitude extrême en pratiquant cette opération, charge mal la pierre et la brise en plusieurs fragments, qui l'obligent à introduire à plusieurs reprises les tenettes dans la plaie, dont les bords sont ainsi contus et déchirés... Un chirurgien exercé et prudent évitera toujours ces divers accidents. »

La méthode latérale, grâce à ses avantages, fit rapidement abandonner tous les autres procédés et jusqu'à Dupuytren, qui rendit classique la taille latérale, elle fut à peu près seule pratiquée.

Morand, Ledran, Moreau, Lecat, Frère Côme et d'autres chirurgiens voulurent, il est vrai, avoir leur manière spéciale de tailler, mais leurs procédés ne diffèrent de celui de Cheselden et de Garengeot que par des nuances sans intérêt aujourd'hui. Ils se firent remarquer surtout par leur prodigieuse fécondité dans l'invention d'instruments plus ou moins compliqués, plus ou moins inutiles.

De tous ces instruments, le seul qui mérite de fixer notre attention, le seul qui ait survécu à son auteur, est le lithotome caché de frère Côme. Nous n'en discuterons pas la valeur, elle a été jugée par le temps. Nous dirons seulement que, dans le procédé de ce moine chirurgien, la prostate et le col vésical, au lieu d'être incisés de dehors en dedans, comme dans les autres procédés, sont sectionnés de dedans en dehors au moment où l'on retire le lithotome.

Cet instrument fut à son origine l'objet d'attaques très violentes. Une discussion scientifique s'éleva entre frère Côme et Lecat : celui-ci voulant faire prévaloir son gorgeret cystotome, celui-là son lithotome caché.

Dans cette discussion, on fit trop souvent preuve de part et d'autre de passion et de mauvaise foi. Chacun attribua ses insuccès à l'état défavorable de ses malades et les échecs de son adversaire aux défauts de son instrument.

Lecat écrivit un grand nombre de lettres, soit pour se défendre, soit pour attaquer. A l'en croire, les succès de frère Côme étaient très contestables et la fistule urinaire n'était pas une suite exceptionnelle de ses tailles (1).

« Je ne vous parle pas, dit-il, des fistules et des incontinences qui sont très nombreuses dans les listes du frère Côme, et qui se trouveraient beaucoup plus nombreuses encore par des informations exactes, ainsi que l'on a vu dans celles de François de May, de Druffon, de la Dame Plâtre, etc., dont le frère ne s'était pas vanté et qui sont demeurées constantes. Mais comment faire de pareilles observations? »

(1) Lettres de Lecat, p. 47.

Il laisse même entendre plus loin que ce procédé exposait plus qu'aucun autre à cet accident fâcheux.

Nous ne saurions accepter ces affirmations qui semblent dictées par la jalousie, et dont l'expérience a fait justice.

Baseilhac, neveu du frère Côme, juge tout autrement le procédé. Mais il paraît aussi partial dans ses louanges que Lecat semble peu sincère dans ses critiques (1) :

« Il est inouï que dans trois mille tailles faites avec le lithotome caché, soit par feu frère Côme, son auteur, ou par moi, l'on ait vu plus de deux sujets qui soient restés fistuleux après notre taille, pendant que l'on en voit un grand nombre qui restent avec des fistules urinaires, lorsqu'ils ont été taillés par d'autres méthodes. Je puis affirmer que nous avons rencontré plusieurs centaines de fistuleux, sans pierre ou de ceux chez lesquels il s'en était formé de nouvelles depuis leur taille ou qui avaient été laissées dans la vessie, qui se sont adressés à nous pour les guérir. »

Il serait inutile de chercher à apprécier la fréquence relative des fistules au milieu d'assertions aussi contradictoires. Quoi qu'il en soit, la taille latéralisée, exécutée à l'aide du lithotome caché est et restera probablement une des meilleures tailles périnéales.

Quelques années plus tard, Dupuytren, cherchant à livrer une voie plus large au calcul, dota la chirurgie d'un nouveau procédé, la taille bilatérale. Cette taille, rendue très facile par l'emploi du lithotome double, dû à notre habile constructeur Charrière, peut être employée avec grand avantage.

(1) Baseilhac. *Traité de lithotomie* 1804.

Elle a donné entre les mains de son auteur des résultats surprenants. Nous voyons dans la thèse de Blandin (parallèle entre la taille et la lithotritie 1834), que Dupuytren, sur soixante-dix ou quatre-vingts malades qu'il tailla par cette méthode, ne vit survenir aucune fistule.

Tous les opérateurs sans doute n'ont pas été aussi heureux.

Sanson, à peu près à la même époque, proposa d'aller à la recherche du calcul par le rectum, et il décrivit la taille recto-vésicale. Cette méthode ne procura pas à son inventeur toutes les satisfactions qu'il en attendait ; et même après les perfectionnements apportés par Vacca, elle donna des résultats déplorables.

Vacca rapporte que sur six individus qu'il opéra de la taille par le bas-fond de la vessie, quatre furent affectés de fistules recto-vésicales, et que l'on eut à craindre le même accident pour le cinquième.

Le professeur Gery avoue aussi que sur quatre opérés, il eut trois fistuleux.

En présence de ces chiffres, on peut dire que ce procédé a vécu.

Nous voyons ensuite Civiale combiner d'une façon très heureuse la taille médiane avec la taille bilatérale. Ce procédé, au point de vue des fistules, est absolument comparable à la taille bilatérale elle-même.

Plus que quelques mots sur la cystotomie de Nélaton et nous en aurons fini avec cet historique un peu fastidieux, mais qui ne manque pas d'intérêt.

En 1852, Nélaton préconise une taille qui ressemble beaucoup à la taille de Dupuytren. Il se propose surtout, par son procédé, d'éviter la lésion du bulbe et du rectum ; pour cela, il incise les ligaments suivant une ligne courbe dont la concavité regarde l'anus et qui en est située à 5 ou 6 millimètres environ, il pratique ensuite la dissection de la paroi antérieure du rectum, détachant l'intestin des parties situées en avant de lui. L'opération est alors terminée avec le lithotome double, comme dans la taille bilatérale.

Cette taille semblerait prédisposer à l'établissement d'un canal fistuleux ; c'est, du moins, l'opinion de Dolbeau. Quelques faits, qui lui sont personnels, justifient ses préventions : sur cinq malades qu'il opéra de cette façon, quatre survécurent, mais tous les quatre ont conservé des fistules incurables (1).

Si l'on veut bien jeter un coup d'œil sur cet historique, on sera frappé du fait que ce sont surtout les travaux anciens qui nous ont fourni des renseignements, si incomplets qu'ils soient. La question des fistules succédant à la taille, n'a fait le sujet d'aucun mémoire original, d'aucun travail spécial, d'aucune thèse, qui soit venu à notre connaissance. Les documents que nous avons pu rassembler sont dispersés au hasard dans les traités des maladies des voies urinaires ; les observations sont rares et difficiles à trouver, quoique certainement les cas de fistules soient assez communs.

Nous attirerons également l'attention du lecteur sur un trait révélé par l'historique : nous voyons successivement la taille par le grand appareil destituer la méthode de Celse, la méthode latérale supprimer le grand

(1) Dolbeau. *De la pierre dans la vessie*, p. 233.

appareil, puis naître et la méthode latéralisée et la taille bilatérale et la taille prérectale. Or, dans leur désir de justifier leurs innovations, les auteurs essayent tous de prouver que le procédé nouveau met à l'abri des fistules, en réduisant au minimum les traumatismes du col de la vessie et des bords de la plaie chirurgicale. Il semble que pour eux la production des fistules soit simplement une question de médecine opératoire, fréquente quand on a une plaie avec déchirure, rare quand l'incision a été régulière.

C'est là un point sur lequel il est bon d'insister, car nous verrons en traitant de la pathogénie que le procédé d'intervention ne joue qu'un rôle accessoire.

CHAPITRE II

Etiologie.

Pendant longtemps le monde chirurgical fut dominé par cette idée que la production, que la persistance des fistules après la taille était due surtout à une dilatation brusque et violente de l'orifice vésical et de la glande prostatique, à une incision trop étroite qui, compliquant l'extraction de la pierre, exposait le col à des contusions, la prostate à des déchirures, l'urèthre à une distension qui dépassait les limites de son élasticité. Cette conviction fit naitre, comme nous l'avons vu, toute une série de procédés qui devaient livrer au calcul une issue large et facile ; et cependant en dépit de ces modes d'intervention tant vantés qui permettent à la pierre une sortie presque spontanée, les fistules restent encore une suite trop commune de la taille périnéale.

Il est donc évident qu'à côté de cette cause, dont certes nous ne chercherons pas à atténuer la valeur cause qui relève uniquement du procédé opératoire lui-même, et qui avait frappé tous les lithotomistes, il y en a d'autres, et nombreuses, dont l'influence est peut-être encore plus incontestable. Nous allons chercher à les mettre en relief, en les appuyant de quelques observations.

Ces causes, ces conditions qui peuvent influer sur la

cicatrisation, nous les rangerons pour la facilité de l'exposition en deux grands groupes : les unes tenant à l'âge et à l'état général, les autres à l'état local.

L'âge, on le conçoit sans peine, exerce une influence des plus réelles sur la cicatrisation des plaies cystotomiques.

Une des propriétés les plus caractéristiques de l'être vivant, c'est la puissance réparatrice en vertu de laquelle, il tend toujours à restaurer ses pertes, à cicatriser ses blessures. Cette propriété varie évidemment avec les âges. Chez le vieillard la nutrition est ralentie, la cicatrisation, qui n'est qu'un mode de cette dernière, le sera aussi. Il est parfaitement établi que l'enfance jouit d'une immunité habituelle vis-à-vis de l'opération de la taille ; la période avancée de la vie multiplie, au contraire, les causes d'insuccès et de mort, agit en particulier sur le travail de réparation de la plaie périnéale, en dénature ou retarde l'accomplissement, favorise les inflammations, l'infiltration urinaire, augmentant ainsi les chances d'une fistule rebelle ou permanente.

Quelques chiffres tirés d'une des nombreuses statistiques de Civiale (1) vont nous permettre de fixer nos idées à cet égard.

AGE DES TAILLÉS	NOMBRE DES OPÉRÉS	GUÉRISONS COMPLÈTES	FISTULES	
Enfants de 1 à 14 ans.....	540	395	19	5 °/₀
Adultes de 14 à 60 ans....	430	275	30	10 °/₀
Vieillards au-delà de 60 ans	200	58	12	12 °/₀

(1) *Traité de l'affection calculeuse.* Civiale, p. 680.

La constitution du taillé a aussi une action manifeste sur la marche du travail réparateur. Toutes les influences diathésiques, toutes les causes de débilitation quelles qu'elles soient, vont agir au même titre que la vieillesse pour retarder la guérison et entraver le processus cicatriciel.

Un sujet plein de vigueur, dont l'état général est satisfaisant, qui porte un calcul récent, disposera d'une force réparatrice suffisante, guérira plus vite et plus sûrement qu'un sujet dont l'organisme est déjà débilité et affaibli par de longues souffrances.

A l'état général peut se rattacher la maigreur excessive, cause qui n'avait pas échappé aux anciens, et qui parfois suffit à elle seule à expliquer l'absence de cicatrisation ; dans ces cas, la plaie mal soutenue reste béante et ses deux lèvres n'ont aucune tendance à s'accoler.

Bouisson rapporte qu'il a eu l'occasion d'observer un calculeux heureusement taillé et en voie de guérison, dont la plaie se rouvrit avec une étonnante promptitude, après une invasion diarrhéique qui produisit une rapide émaciation. La plaie s'enflamma, le travail phlegmasique se communiqua à la vessie elle-même et la mort s'en suivit.

A cet exemple, nous pouvons ajouter une intéressante observation de Saviard, racontée avec beaucoup de bonne foi et qui nous montre les difficultés que rencontre le chirurgien aux prises avec une fistule rebelle.

OBSERVATION I (1)

D'une taille fistuleuse

Au mois de septembre 1673, un enfant de 6 ans, nommé Biglan, natif de Nogent-sur-Seine, fut amené à l'Hôtel-Dieu pour que je le taillasse, à la prière de l'abbé Guenard, de la même ville, que j'avais taillé il y avait peu de jours à Paris, et à qui la mère de cet enfant servait de garde.

Après les préparations ordinaires, je le taillai, et sa plaie était en train de guérir heureusement, lorsque la mère de cet enfant, qui avait coutume de le venir voir tous les jours, s'en retourna avec le malade qu'elle gardait, lequel se trouvait alors parfaitement guéri.

Le chagrin jeta cet enfant dans une telle maigreur, et le froid de l'hiver qui survint bientôt après irrita tellement son ulcère qu'il dégénéra en fistule, de sorte qu'on le renvoya en son pays sans être guéri.

L'année suivante, on l'amena de nouveau pour être traité de sa fistule. Il avait repris de l'embonpoint, et je m'appliquai pendant quatre mois à le panser sans qu'il se trouvât beaucoup plus avancé, au contraire, le caustique dont je m'étais servi pour détruire les callosités, avait augmenté son mal par la perte d'une nouvelle substance ; enfin je commençai à croire la maladie incurable et je l'aurais renvoyé si je n'avais fait réflexion sur les recommandations qui m'avaient été faites à son occasion, et sur le déshonneur que je pourrais recevoir en le renvoyant une seconde fois sans être guéri. Il me vint en pensée que l'on renouvelle les bords du bec de lièvre pour les réunir, et que je pourrais peut-être réussir aussi en faisant la même chose à cette fistule.

Je résolus donc de tenter ce moyen de guérison, et au lieu de me servir de mes ciseaux pour couper les callosités qui étaient au bord de l'ulcère, j'y appliquai des trochisques de minium pour les consumer, et douze heures après je fis des incisions en forme de croissant autour de la fistule, dont les pointes regardaient la

(1) Recueil d'observations chirurgicales de Saviard,

fistule même ; et je les fis très profondes, de manière que l'on aurait pu coucher une grosse plume à écrire dans chacune des incisions, ce qui causait un grand relâchement de la peau et lui donnait lieu de se rapprocher du côté de la fistule.

Je mettais ensuite de chaque côté de la plaie de petites compresses et de grandes par dessus, afin d'en rapprocher les bords que je cicatrisai par ce moyen ; et la fistule se trouva si bien guérie peu de temps après qu'elle ne s'est point rouverte depuis.

Dans l'observation ci-dessus, l'absence de cicatrisation de la plaie périnéale parait bien devoir être mise sur le compte du profond marasme dans lequel était tombé le jeune opéré ; mais à côté de ces influences un peu vagues, tenant à l'état général ou constitutionnel du malade, on trouvera presque toujours, si l'on veut examiner avec soin la région génito-urinaire, une cause plus directe, cause qui a son origine dans l'état des parties mêmes intéressées par le traumatisme.

En effet, l'état de la vessie, de la prostate, de l'urèthre peut, dans certains cas, avoir une importance très grande sur le résultat définitif de la taille. Dans cette énumération, nous oublions, avec intention, l'influence de l'urine ; non pas que nous en nions l'existence, — loin de là, — on le verra par la suite ; mais nous la considérons, dans tous les cas, comme secondaire, comme subordonnée à une lésion d'un des organes cités plus haut.

Une complication fréquente de la taille et qui peut avoir l'influence la plus remarquable sur l'évolution de la plaie du périnée, est l'inflammation vésicale. Cette complication trouve une explication facile et dans le séjour plus ou moins prolongé du calcul et dans les manœuvres qui accompagnent l'opération.

Pour en comprendre le mode d'action, pour en saisir le pernicieux mécanisme, il suffit de nous rappeler combien le fonctionnement de la vessie atteinte de cystite diffère du fonctionnement physiologique.

Tandis que la vessie saine se contracte à intervalles souvent très éloignés, sous l'influence de la volonté et lorsqu'elle est excitée par son contenu, la vessie enflammée, au contraire, se contracte à vide d'une façon désordonnée, elle est le siège de spasmes douloureux qui, sans cesse, tiraillant le trajet qui la fait communiquer avec l'extérieur, vont l'empêcher de se refermer.

Mais la cystite ne se borne pas à cette action purement mécanique ; elle agit encore et surtout par les modifications de l'urine qu'elle entraine ou qui l'accompagnent.

Nous abordons là un sujet qui a fait l'objet de bien des contestations: l'influence de l'urine sur la plaie cystotomique.

Pour les uns, la plaie périnéale, baignée par le liquide urinaire, ne pouvait se cicatriser ; pour les autres, l'urine était à peu près sans action sur la destinée de cette solution de continuité. Ces idées différentes, contradictoires, viennent de ce que les auteurs n'ont pas assez distingué entre urines normales et urines pathologiques. Cette distinction, cependant, est importante à faire.

Quelle comparaison établir, en effet, entre l'action, sur une plaie ou sur le tissu conjonctif, d'une urine claire, limpide, aqueuse, presque neutre, sécrétée par un rein sain, expulsée par une vessie saine, et d'une autre urine trouble, ammoniacale, mélangée de pus, de sanies, de principes septiques, qui s'écoule d'une vessie malade, d'une vessie atteinte de cystite!

Autant nous restreindrons l'action de la première, autant nous accorderons à la seconde une influence fâcheuse sur les phénomènes réparateurs. Non pas que nous allions jusqu'à considérer l'urine normale comme un liquide inerte qui pourra impunément couler sur la plaie que nous cherchons à réunir; non, l'urine la plus limpide, la plus diluée, reste encore un liquide irritant, et son contact avec les surfaces bourgeonnantes de la plaie périnéo-vésicale pourra retarder, mais non entraver le processus réparateur. Nous comparerons volontiers, avec Verneuil, son influence à celle d'un mauvais topique appliqué sur un ulcère.

L'urine trouble, purulente et ammoniacale de la cystite va avoir le plus désastreux effet sur la plaie du malheureux taillé; les bourgeons cicatriciels qui tendaient de plus en plus à rétrécir l'orifice vont s'inoculer au contact du pus entraîné par l'urine. On les verra devenir blafards, grisâtres, puis se fondre et disparaître, ne laissant au-dessous d'eux qu'une surface indurée, sans tendance à la réparation.

Nous croyons pouvoir rapporter à cette place une curieuse observation de Boyer. Le malade dont il s'agit était, il est vrai, porteur d'un rétrécissement de l'urèthre, mais ce rétrécissement avait été traité avec succès avant la taille, et la fistule qu'il conserva peut à bon droit être rattachée à la violente inflammation vésicale que détermina accidentellement une intoxication cantharidienne.

OBSERVATION II (1)

Un homme âgé de 48 à 50 ans était attaqué depuis longtemps d'un rétrécissement de l'urèthre, pour lequel il avait employé les bougies, mais sans mettre beaucoup de suite dans leur usage. Il éprouvait en même temps des symptômes qui faisaient soupçonner l'existence d'une pierre dans la vessie. Pour m'en assurer, je cherchai à introduire une sonde d'argent très fine ; mais je ne pus la faire pénétrer au-delà de la partie moyenne de l'urèthre. Je fis faire usage au malade de bougies, et lorsque l'urèthre fut assez dilaté pour permettre le passage de la sonde, dont je m'étais servi d'abord, je le sondai de nouveau et je trouvai la pierre. Le malade désirant en être débarrassé le plus tôt possible, je fis fabriquer un cathéter de la grosseur de la sonde d'argent, et je l'opérai.

L'opération fut simple, parce que la pierre était d'un volume médiocre et que je la chargeai facilement. Mon intention était d'introduire par l'urèthre une sonde dans la vessie aussitôt que les huit ou dix premiers jours seraient passés, afin de fournir un libre cours à l'urine et de favoriser la guérison de la plaie. Mais, à cette époque, le malade ayant été pris tout d'un coup d'une douleur rhumatismale très vive à l'épaule gauche, son médecin ordinaire lui fit appliquer un vésicatoire au bras. Les cantharides portèrent leur action sur la vessie, et dès lors cet homme éprouva tous les symptômes d'un catarrhe vésical qui s'opposa à l'exécution du dessein que j'avais formé. Ce malade est guéri, mais il lui resta une petite fistule par laquelle il sortait plusieurs gouttes d'urine chaque fois qu'il urinait.

On aurait pu peut-être guérir cette fistule par l'usage des sondes en gomme élastique, si un reste de catarrhe de la vessie qui ne s'est jamais dissipé ne se fut opposé à leur emploi. Je proposai les bougies, qui, n'étant pas introduites jusque dans la vessie, ne l'auraient point irritée. Mais comme le malade était peu incommodé de sa fistule, il ne voulut point se soumettre à ce moyen et préféra vivre avec son incommodité.

(1) Boyer. *Traité des maladies chirurgicales*, 1853.

Un autre accident, qui peut être à juste titre regardé comme une des causes les mieux établies de la production d'une fistule après la taille, est l'incrustation des bords de la plaie par les substances salines que l'urine entraîne avec elle.

Cette complication paraît se rattacher, elle aussi, à l'état inflammatoire de la vessie, au catarrhe vésical. Le malade, en effet, débarrassé de son calcul, reste sous l'influence de la lithiase, son urine est plus ou moins abondamment chargée de principes minéraux, maintenus dissous à la faveur de l'acidité du liquide urinaire lui-même; mais que cette acidité disparaisse, qu'elle soit remplacée par la réaction ammoniacale que nous avons vue accompagner presque toujours la cystite, et aussitôt ces sels vont se précipiter, formant un dépôt quelquefois considérable, sur tout le trajet de la plaie, sur les pièces de pansement et jusque sur les draps du lit.

On comprend sans peine combien ces dépôts phosphatiques vont agir efficacement pour s'opposer à la cicatrisation de l'incision : les parois ne peuvent pas s'accoler, séparées qu'elles sont par une véritable couche calcaire; les surfaces sous-jacentes deviennent le siège d'une phlegmasie chronique qui aboutit à la formation de ces callosités tant redoutées des anciens, callosités qui contribuent pour leur part à entretenir la rigidité du trajet, à éloigner toute chance de guérison.

L'incrustation survenant à la suite de la taille a été assez fréquemment observée; nous n'en citerons qu'un cas remarquable de la pratique de Dolbeau.

OBSERVATION III (1)

Taille. — Cystite, incrustation phosphatique. — Fistule.

Jeune homme âgé de 26 ans, constitution moyenne, mais bien portant. Il a la pierre depuis plusieurs années ; elle se manifeste par des douleurs en urinant et de fréquentes hématuries.

Le malade entre à l'hôpital dans les premiers jours de mai 1862. Une tentative de lithotritie est faite, mais elle détermine des accidents. Le 17, on pratique l'opération de la taille médio-bilatérale. La recherche du calcul fut très longue ; la tenette ramena une pierre murale de 4 centimètres et demi sur 5. Sonde à demeure dans la plaie.

Le lendemain on enlève la sonde, qui était obstruée ; le malade se plaint d'une douleur au bas-ventre, limitée à la région de la vessie. Pouls à 110, diarrhée ; on administre de l'opium.

Les jours suivants, l'état général reste le même ; on constate tous les degrés d'une cystite assez intense.

Le 25, amélioration très sensible dans les phénomènes généraux ; appétit.

Le 4 juin, la plaie suppure très abondamment ; ses bords et les téguments voisins sont recouverts d'incrustations calcaires.

Le 12 juin, tout le trajet de la plaie est tapissé d'une couche phosphatique, formée de grains isolés, mais très nombreux. On enlève un lambeau membraneux, dont l'une des faces est lisse, muqueuse, d'un blanc sale ; l'autre est rugueuse et incrustée. Déjà, à trois reprises différentes, et dans les jours qui avaient précédé, on avait retiré de la plaie des membranes incrustées provenant certainement de l'intérieur de la vessie. Cette fois, le fragment membraneux est plus considérable, ses dimensions surpassent celles d'une pièce de cinq francs, sa forme est irrégulière. La plaie bourgeonne, elle n'est pas recouverte de dépôts membraneux.

Le 14 juin, variole discrète ; on enlève une sonde qui en deux jours avait été complétement incrustée.

(1) Dolbeau. *Traité de la pierre*, 1864.

Le 22, la plaie se ferme lentement ; elle n'a plus que 3 à 4 millimètres, mais la cicatrice ne porte que sur les téguments. La plus grande partie de l'urine passe toujours par le périnée ; du reste la vessie n'est plus douloureuse, et les dépôts phosphatiques ne se forment plus. L'état général est peu satisfaisant; il y a de l'amaigrissement ; aussi le malade est-il renvoyé dans son pays.

A côté de l'incrustation phosphatique en nappe, si nous pouvons ainsi nous exprimer, signalons comme cause de la persistance d'une fistule, l'ablation incomplète des calculs ou encore la reproduction rapide après l'opération, des pierres ou des graviers.

Ces calculs laissés ou reproduits seront une cause d'irritation constante pour la vessie et glissant parfois jusque dans le trajet périnéo-vésical où ils pourront s'arrêter, ils vont constituer de véritables corps étrangers qui s'opposeront d'une façon absolue à l'accolement des lèvres de la plaie ; et ces corps étrangers, loin de diminuer de volume, iront en s'accroissant sans cesse par l'adjonction de nouvelles couches salines.

A l'appui de cette cause étiologique, nous pouvons rapporter deux observations, l'une de Baseilhac, un peu longue, mais pleine d'originalité et que nous nous garderons bien d'abréger ; l'autre, de Deschamps.

OBSERVATION IV (1)

M. de Rossigneux, très célèbre et très éclairé dans la direction des forges pour la fabrication des fers et ce qui concerne la

(1) *Traité de Lithotomie* de Pascal Baseilhac, 1804.

3

minéralogie, de la ville de Dôle, en Franche-Comté, âgé de soixante ans, avait été taillé deux fois en un an par le moyen ordinaire du grand appareil fort peu latéralisé, mais dont l'incision commençait entre le scrotum. L'opérateur renvoya à un autre temps l'extraction de la pierre, d'après les conseils des auteurs qui l'ont prescrit un peu légèrement. Elle se cassa, et il en fut tiré quelques fragments ; ceux qui restèrent continuèrent à l'entretenir dans les accidents qu'il éprouvait avant la taille. La plaie resta fistuleuse, et même il lui survint un dépôt urinaire situé à la base du scrotum, se prolongeant dans le tissu cellulaire des parties latérales de l'urèthre, le long du trajet de l'incision de la taille, qui fut ouvert par un autre chirurgien de son pays. L'abcès suppura, la cicatrice se fit en grande partie, mais il lui resta un noyau calleux à la racine du scrotum, de la grosseur d'une noix ; les urines continuèrent de passer par la fistule, et les environs de la partie cicatrisée devinrent rénitants et calleux par l'infiltration des urines contre l'ouverture de la fistule, située au bas du noyau calleux.

Le malade fut sondé, et on lui trouva la pierre un an après la première taille. Son chirurgien lui tira cette fois d'autres fragments qui m'ont paru être une partie de la première pierre qui fut brisée : Il y en avait un qui avait la forme d'une capsule coiffant une autre pierre. La plaie de cette seconde taille se rapprocha sans accident et la cicatrice s'en fit jusqu'à l'ancienne fistule située contre la racine du scrotum, par où les urines continuèrent de couler en partie et de s'infiltrer dans le clapier du scrotum et dans les échappées qu'elles s'étaient pratiquées dans le périnée, le long de l'urèthre.

L'épanchement des urines qui occasionnaient l'infiltration aux environs de la fistule causaient fréquemment des douleurs très aiguës au malade : l'érétisme était violent et les envies d'uriner fort fréquentes. Sa santé d'ailleurs était bonne. C'est donc dans cet état qu'il me consulta tant sur les moyens propres à sa guérison que sur la possibilité de se rendre à Paris sans danger. Ma réponse fut : que le premier point de sa demande n'était point facile à résoudre sans voir la maladie ; mais qu'à l'égard du second, je ne voyais pas d'inconvénient d'entreprendre le voyage dans une berline douce à ressorts.

Il prit la poste, et il arriva à Paris en décembre 1787, sans beaucoup d'incommodité pendant la route. Ayant examiné l'état local, je le trouvai comme ci-dessus. J'essayai vainement pendant deux mois de fondre les callosités de la tumeur du scrotum et celles des parties latérales de l'urèthre, après avoir procuré une voie artificielle aux urines par le moyen d'une sonde élastique. Leur cours par la fistule fut interrompu, mais pas si précisément que les accès de crispation et de ténesme de la v   je n'en chassassent quelques jets entre la sonde et le. parois de l'urèthre, qui venaient immerger l'abcès urineux des bourses et ceux des environs de ce canal. Les deux tailles que le malade avait essuyées, jointes au rapport qu'il me fit de l'exactitude des recherches et injections que l'opérateur avait faites dans la vessie lors de sa dernière opération, ne devaient naturellement laisser aucun doute, peu de mois après la dernière taille, qu'il eut encore des pierres dans cet organe, surtout n'ayant essuyé aucune colique néphrétique, ni suppression d'urines depuis cette dernière opération.

Mais les alternatives de douleurs aiguës et de calme qu'il éprouvait pouvaient naturellement être attribuées aux effets des urines qui s'infiltraient par intervalle dans les environs des fistules lors même qu'on devait s'y attendre le moins, soit que les urines vinssent par la sonde ou naturellement, et quoique la fistule fut venue différentes fois au point d'être cicatrisée, me firent présumer enfin qu'il pouvait avoir des pierres dans la vessie.

Lui ayant fait part de mes soupçons, il était si persuadé du contraire qu'il regardait comme très inutile d'être sondé ; mais ayant fort insisté sur la nécessité de l'exécuter, surtout son canal étant devenu libre par l'usage fréquent et suivi des sondes de gomme, l'algalie ne devait éprouver aucune difficulté en l'introduisant. S'étant rendu à mes raisons avec sa docilité ordinaire, je fis l'exploration de la vessie, où je rencontrai en entrant une pierre engagée dans son col, qui céda facilement aux progrès de la sonde dans cet organe, au fond duquel je rencontrai d'autres pierres.

Je lui fis l'opération peu de jours après et j'incisai les téguments depuis le haut du clapier de la racine du scrotum que je prolongeai sur le trajet de l'ancienne cicatrice, en la dirigeant par le bas un peu obliquement ; il fallait diviser les callosités très dures qui entouraient l'urèthre pour guérir les fistules du même coup qui devait me frayer la voie jusqu'au corps de la vessie que j'achevai au moyen du lithotome caché. Je lui tirai trois pierres dures comme du silex, et j'abandonnai la guérison de la plaie aux soins de la nature. Les callosités que le tranchant avait peine à diviser, ainsi que le clapier, suppurèrent, se fondirent. La cicatrice de la plaie se fit dans moins d'un mois et le malade fut radicalement guéri.

A son départ, sa santé était complètement rétablie, et il continua d'en jouir, sans aucune infirmité cinq ans après, qu'il est venu me voir par honnêteté.

OBSERVATION V (1)

Le 7 décembre 1793, est entré à l'hôpital de la Charité et a été placé salle des blessés n° 10, le nommé Charles Louis Garnier, blanchisseur, âgé de 23 ans. Il avait été opéré de la pierre par Moreau, chirurgien en chef de l'Hôtel-Dieu de Paris, qui, en 1781, lui tira une pierre du volume à peu près d'un œuf de pigeon. Six semaines après, le malade sortit de l'Hôtel-Dieu avec une fistule urinaire, réduite à l'extérieur à une petite ouverture, par laquelle l'urine suintait. Telle était sa situation, lorsqu'en 1788, il éprouva de nouveaux symptômes de la pierre ; en 1791, il rendit une petite pierre par sa fistule, et l'urine alors coula en plus grande abondance par cette voie. Les douleurs dont il était tourmenté le déterminèrent à entrer à l'Hôtel-Dieu, où il fut opéré le 3 novembre 1792 ; on lui tira deux pierres de médiocre grosseur et trois autres petites, du volume à peu près d'une fève de haricot ; on laissa pendant 24 heures une sonde dans la plaie qui ne s'est point cicatrisée dans le cours des huit mois que le malade est resté encore à l'Hôtel-Dieu.

Lorsqu'il vint à l'hôpital de la Charité, plus d'une année après la dernière opération, la largeur de l'orifice extérieur de la fistule était telle que je n'en ai jamais vu une pareille après un aussi grand espace de temps ; on y aurait introduit aisément l'extrémité du doigt indicateur. Le malade avait refusé, m'a-t-on dit, l'usage des sondes, qui lui avaient été conseillées. Il portait un bouton

(1) *Traité de la taille*, par Deschamps, 1794.

compressif par le moyen duquel les urines ne sortaient pas en aussi grande quantité. Ce malade se refusant à tous les moyens curatifs que je lui proposai, même à l'examen de sa fistule, il sortit de l'hôpital dans le même état où il était quand il y est entré.

L'importance de l'inflammation vésicale avec ses conséquences comme cause d'arrêt de la cicatrisation est, croyons-nous, suffisamment établie par ce que nous venons de dire, et nous ne nous étendrons pas davantage sur ce sujet.

Il nous reste, maintenant, à étudier l'influence de l'état de l'urèthre et de la prostate. Cette influence peut être, dans certains cas, considérable, comme nous allons le voir.

L'opération faite, la taille exécutée, l'urine trouve devant elle deux voies: l'une très largement ouverte, la plaie périnéale, l'autre plus étroite, le canal de l'urèthre.

Les premiers jours qui suivent la taille, l'urine, prenant le chemin le plus court, le plus facile, va passer en presque totalité par l'ouverture accidentelle du périnée. Mais bientôt cette ouverture, suivant en cela l'évolution générale de toute solution de continuité, va commencer à se rétrécir graduellement, à se cicatriser. Et cette cicatrisation fera des progrès en dépit de l'urine qui, sans cesse, baigne la plaie : — nous parlons, bien entendu, d'une urine normale, non altérée.

Le canal, au contraire, qui, lui, ne présente pas de surfaces cruentées, conservera son calibre ; aussi, arrive-t-il un moment où la boutonnière périnéale aura une lumière égale ou même plus petite que celle de l'urèthre. Alors l'urine reprendra, en grande partie, sa voie naturelle ; à peine en verra-t-on suinter quelques gouttes, au périnée, pendant les mictions. Enfin, l'orifice anormal se fermera complètement.

Telle est la façon dont va se comporter la plaie cystotomique en l'absence de toute complication. Mais qu'un obstacle quelconque vienne à s'opposer au libre écoulement de l'urine par le canal, et les conditions de la cicatrisation vont être complètement bouleversées.

Dans le premier cas, à mesure que le trajet périnéovésical tendait à se rétrécir, le liquide urinaire trouvait une voie de dérivation facile dans le canal lui-même. Si cette voie de dérivation est complètement ou même partiellement obstruée, l'urine, faisant effort pour s'échapper, continuera forcément à passer par le périnée et triomphera de la tendance naturelle qu'offre l'ouverture accidentelle à se fermer.

C'est donc l'urine, qui, dans cette circonstance, constitue le corps étranger qui rend la réunion impossible. Mais le rôle du fluide, nous ne saurions trop insister là-dessus, est absolument subordonné à l'obstacle. Cette distinction est, théoriquement et pratiquement, importante à faire, puisque c'est à la cause primordiale et non aux effets que le traitement devra s'adresser.

L'obstacle qui empêche le plus efficacement le rétablissement des mictions par la voie ordinaire, est l'existence de rétrécissements fibreux, plus ou moins serrés, sur un point quelconque du canal.

On a signalé aussi la présence de calculs uréthraux, mais c'est là un cas exceptionnel.

Enfin, une cause considérée encore dans ces derniers

temps comme hypothétique, vient d'être parfaitement démontrée et établie par Verneuil dans une séance toute récente de la société de chirurgie, nous voulons parler du spasme de l'urèthre.

Nous citerons la principale observation du distingué professeur de la Faculté de Paris.

OBSERVATION VI (1)

X..., homme de 50 ans environ, avait séjourné une première fois dans mon service pour un prétendu rétrécissement de l'urèthre siégeant au niveau du bulbe, et dont je triomphai assez aisément et assez vite par la dilatation progressive. Quatre ans plus tard, il vint me retrouver pour ce qu'il croyait être une récidive de son rétrécissement. Je l'explorai et fus en effet arrêté net à 13 centimètres du méat. Comme toute la partie du canal située entre le point d'arrêt et le méat était entièrement libre et laissait passer une bougie olivaire aussi volumineuse que le méat pouvait l'admettre, j'en conclus qu'il ne s'agissait pas d'un rétrécissement organique ou fibreux, mais bien seulement d'une contracture de la région membraneuse, symptomatique d'une lésion des voies urinaires profondes, située en amont du point contracturé ; la prostate n'était pas trop volumineuse ; les reins étaient insensibles à la pression, les urines étaient assez abondantes, mais différant peu de l'état normal ; il n'y avait pas de fièvre, et comme, d'autre part, les besoins d'uriner étaient fréquents et que la miction était douloureuse, à la fin, je soupçonnai l'existence d'un calcul.

Pour s'en assurer, il fallait introduire dans la vessie un instrument métallique, et pour cela agrandir suffisamment le rétrécissement, qui admettait à peine une bougie filiforme.

Je laissai d'abord les bougies à demeure pour lasser la contrac-

(1) Communication de Verneuil. — *Mémoires de la Société de Chirurgie,* juillet 1887.

tilité musculaire, et parce qu'il arriva plusieurs fois qu'après avoir admis la veille un numéro 7 ou 8 de la filière Charrière, l'obstacle, le lendemain, était absolument infranchissable ; enfin, nous arrivâmes un jour jusqu'au n° 17. J'en profitai pour pénétrer dans la vessie avec un cathéter d'argent de petit calibre qui, après avoir été arrêté puis fortement serré par le muscle transverse, finit par entrer dans la vessie. Je reconnus sans peine la présence d'une pierre de volume médiocre contenue dans une vessie en bon état.

Un spasme plus fort et plus durable que jamais suivit cette exploration, qui cependant n'avait pas été douloureuse, et en dépit des bains, des lavements, des opiacés et du bromure de potassium, on ne put recommencer la dilatation qu'au bout de quelques jours.

Un tel état du canal de l'urèthre interdisait naturellement la litholapaxie, qui exige des instruments volumineux, et même la lithotritie ordinaire, force était de recourir à la lithotomie, la pierre m'ayant paru peu volumineuse ; la prostate était de volume moyen et le périnée peu épais ; j'optai pour la taille médiane, qui, dans des cas semblables, m'a donné maintes fois d'excellents résultats.

Lorsqu'au bout d'une semaine environ, le canal admit sans trop de peine une bougie du n° 16, je me mis en demeure d'extraire le calcul, espérant bien que, sous l'influence du chloroforme, le spasme uréthral céderait et permettrait le passage facile du cathéter cannelé.

Mais il en fut tout autrement : bien que l'anesthésie ait été profonde, que le canal ne parût pas irrité et que la miction se soit effectuée naturellement une heure auparavant, il me fut impossible d'introduire non seulement le cathéter métallique, mais même la moindre bougie ; une barrière invincible arrêtait tout instrument à 12 ou 13 centimètres ; après deux longues minutes de tentatives, prudentes d'ailleurs, je dus abandonner la partie.

Le patient fut remis aux remèdes antispasmodiques, opium, bromure de potassium, bains et lavements chauds, puis, au bout de trois jours, la dilatation fut reprise, et quand le n° 16 passa, je tentai de nouveau la lithotomie, en me passant toutefois du cathéter métallique. En effet, il m'est arrivé assez souvent de faire l'uréthrotomie externe en n'ayant pas d'autre conducteur qu'une bougie filiforme en gomme ou en baleine ; en incisant les tissus couche par couche, contenus sur la ligne médiane, et avec le thermo-cautère, qui permet de reconnaître les tissus qu'on divise, on parvient jusqu'à la bougie sans trop de peine.

Or, dans le cas présent, craignant de ne pouvoir encore placer le cathéter cannelé dans l'urèthre, et espérant bien trouver dans un périnée sain et dans un urèthre occupant sa place normale un corps cylindrique et ferme de 5 millimètres, je fis avec le thermo-cautère manié lentement l'incision ordinaire de la taille médiane. En moins de deux minutes je mis à découvert la bougie d'autant plus facilement que la plaie était tout à fait exangue. A travers l'ouverture de l'urèthre, je portai jusque dans la vessie une sonde cannelée qui servit de conducteur au lithotome simple, à l'aide duquel je débridai le col de la prostate sur la ligne médiane postérieure, après quoi l'extraction du calcul s'effectua sans difficulté. Je plaçai dans la plaie périnéale une grosse sonde de caoutchouc rouge, lavai la vessie et appliquai un pansement à l'iodoforme.

Tout alla bien jusqu'au troisième jour ; alors survint par la plaie du périnée une hémorrhagie d'une certaine importance, mais que j'ai facilement arrêtée par des applications froides. Cet accident était arrivé à la fin de la nuit, sans douleur préalable, sans fièvre, sans malaise, sans lésion rénale apparente ni altération de l'urine, et sans qu'enfin aucune violence ait été exercée sur la plaie. Celle-ci était en bon état, sans gonflement inflammatoire, et recouverte encore des débris de l'escarre produite par le thermocautère. En interrogeant l'opéré avec persistance sur ses antécédents, j'appris qu'il avait été jadis atteint de fièvre intermittente assez intense. En conséquence, soupçonnant un rappel de paludisme sous la forme hémorrhagique, je prescrivis 80 centigrammes de sulfate de quinine, et, sans toucher beaucoup à la plaie, je la soumis à la pulvérisation phéniquée deux fois dans la journée, pour désinfecter les quelques caillots qu'elle renfermait.

Mes prévisions se réalisèrent ; le lendemain, à la même heure, le sang se montra quelques instants et en petite quantité, puis ne reparut plus. Le sulfate de quinine fut continué pendant trois jours.

La plaie périnéale se détergea et commença à se cicatriser naturellement au septième jour. Je supprimai la sonde périnéale, espérant que l'urine s'engagerait au moins partiellement dans la partie antérieure de l'urèthre. Il n'en fut rien, et tout passa par le périnée. Quinze jours après l'opération, il y avait une fistule étroite, mais qui donnait passage à la totalité du liquide urinaire.

Ayant pratiqué le cathétérisme pour le mieux, je retrouvai comme autrefois l'obstacle vers 12 centimètres. Il était donc évident que la contracture s'était rétablie dans la partie antérieure du muscle transverse, partie que j'avais naturellement respectée pour ne point blesser le bulbe qui la recouvre. Il fallait donc reprendre la dilatation, qui présenta les mêmes difficultés, et, si je pouvais m'exprimer familièrement, les mêmes caprices qu'autrefois la bougie. Les cathéters en étain, même d'un volume considérable, passaient aisément d'avant en arrière. Mais aussitôt après le canal se refermait, et l'urine, ne pouvant l'ouvrir, reprenait la voie du périnée. De temps en temps il en sortait spontanément une certaine quantité par le méat, mais c'était l'exception.

Je me demandai si, devant la ténacité de ce spasme musculaire que la dilatation ne lassait pas, il ne conviendrait pas de faire par l'uréthrotomie interne la section de la partie persistante du muscle transverse ; mais j'ajournai cette petite opération pour laisser au patient, pâle, faible, anémique et dyspeptique, le temps de se rétablir. En tout cas, je ne tentai rien sur la fistule elle-même, qui dépendait trop évidemment du rétrécissement spas-modique pour être traité autrement que par les moyens opposés à ce dernier.

Sur ces entrefaites, je tombai malade, je quittai mon service pendant plusieurs semaines. A mon retour, je retrouvai mon opéré en meilleure santé et les voies urinaires en très bon état. Toutefois, la fistule périnéale n'était pas encore définitivement close. De temps à autre elle laissait échapper quelques gouttes d'urine. Le cathétérisme était généralement facile ; on intro-duisait des bougies n° 18 et des cathéters Beniqué n° 40 ; mais à certains jours les instruments étaient fort serrés, fonctionnant difficilement et même ne fonctionnant pas du tout.

La miction reflétait ces états différents ; elle était tantôt très aisée, tantôt quelque peu laborieuse ; cependant il n'y avait jamais que retard, et non rétention d'urine.

J'ai revu ce malade pour la dernière fois au mois de mai. Les choses s'étaient encore améliorées ; la fistule ne donnait plus, mais la contracture n'avait pas encore complétement cessé. Rien néanmoins n'indiquait la nécessité d'une uréthrotomie.

En parlant de l'influence de l'âge de l'opéré sur la persistance d'une fistule après la taille, nous avons vu que cet accident est beaucoup plus fréquent chez le vieillard que chez l'adulte. Cette différence trouvait son explication dans l'état général, dans l'affaiblissement de l'individu, dans le ralentissement de la nutrition : mais il y a en outre, chez le vieillard, un élément purement local, d'une grande importance, qui doit entrer en ligne de compte, c'est l'hypertrophie de la prostate, cette affection si commune de l'âge avancé.

Le prostatique est, en effet, singulièrement prédisposé à voir sa plaie périnéo-vésicale s'éterniser, devenir fistuleuse ; cela pour plusieurs raisons.

D'abord, il a un canal déformé, déprimé, aplati par le développement exagéré de la prostate ; chez lui, les mictions se font mal, il urine goutte à goutte, souvent même par regorgement. La difficulté que le liquide urinaire rencontre chez le prostatique à reprendre sa voie naturelle est déjà un facteur important dans la production de la fistule.

Mais, cet état s'accompagne en général d'altérations plus ou moins profondes de l'urine, qui, à leur tour, vont exercer leur action nocive sur la plaie cystotomique et en favoriser la persistance.

Nous devons ajouter encore que la prostate, cette partie qui est constamment intéressée dans la taille périnéale, est chez le prostatique un organe malade qui ne se comportera pas, vis-à-vis du traumatisme, comme une région saine ; la prostate hypertrophiée est destinée

à suppurer, à suppurer longuement, rendant la fistule
pour ainsi dire fatale.

Ces considérations nous amènent à nous demander s'il
ne serait pas indiqué, dans le cas d'hypertrophie prostatique, de renoncer à la taille périnéale qui présente
tant de dangers au point de vue de la fistule, pour
s'adresser à la taille hypogastrique, qui, si elle ne cons·
titue pas un remède à tous les inconvénients, aurait du
moins l'avantage de diminuer les chances d'une fistule,
en faisant porter le traumatisme sur une partie exempte
de toute lésion.

C'est une intéressante observation de M. le professeur
Augagneur, qui nous a inspiré ces remarques ; nous
allons la rapporter tout au long.

OBSERVATION VII

Due à l'obligeance de M. le professeur agrégé Augagneur.

**Hypertrophie prostatique. — Calculs urinaires. — Taille latéralisée. —
Fistule persistante. — Nouvelle taille un an après. — Persistance
de la fistule.**

M. X... 72 ans, a toujours joui d'une excellente santé, c'est un
homme de taille moyenne, bien proportionné et ayant toujours eu
une vie très régulière En 1883, il fut pris de douleurs en urinant,
ces douleurs s'accompagnèrent d'hématuries fréquentes et enfin
d'une rétention complète. Le chirurgien qui le vit à cette époque
reconnut une hypertrophie prostatique, il prescrivit le cathétérisme six fois dans les vingt-quatre heures et les lavages de la
vessie avec l'acide borique.

Pendant deux ans le mal empira considérablement, les
hématuries se répétaient. Les douleurs d'une extrême violence

— 45 —

siégeant principalement à la région anale et à l'extrémité de la
verge empêchaient le sommeil. Il y avait de fréquents accès de
fièvre, avec langue sèche, anorexie, sueurs profuses. Les urines
étaient fétides.

Je vis le malade pour la première fois au mois de juillet 1885.
Les douleurs vives revenant par accès, l'abondance des hématuries, un état parétique des membres inférieurs me firent penser
que l'hypertrophie prostatique n'était pas la seule cause des
accidents. Le cathétérisme avec l'explorateur Thompson me
montra l'existence de plusieurs calculs volumineux.

Après avoir examiné le malade avec mes collègues MM. D.
Mollière et Aubert, nous nous décidâmes pour la taille latéralisée. Cette opération fut pratiquée le 23 juillet 1885 par
M. D. Mollière. Elle ne présenta aucun incident. L'incision très
régulière ne donna lieu à aucune hémorrhagie. On retira cinq
calculs très réguliers, sans aspérités, tous un peu aplatis, le plus
volumineux avait le diamètre d'une ancienne pièce de trois francs,
le plus petit était gros comme une pièce de cinquante centimes.

Une sonde de caoutchouc du numéro 24 fut placée dans
l'incision. Des lavages avec l'acide borique furent pratiqués
matin et soir.

Pendant les vingt-quatre premières heures, il y eut anurie
presque complète ; l'opéré eut du délire, des vomissements, de
l'abaissement de température et nous craignîmes de le voir
succomber à l'urémie. La diurèse se rétablit peu à peu et tout
danger de ce côté disparut. Localement, les douleurs avaient
considérablement diminué et les hématuries totalement disparu.

La sonde fut enlevée le sixième jour. La plaie opératoire fit
d'abord de rapides progrès, puis, après avoir diminué de moitié,
resta stationnaire. Les bords étaient grisâtres et constamment
baignés par l'urine qui s'échappait en totalité par cet orifice. Une
sonde pénétrait dans la vessie après un ressaut au niveau de la
prostate, mais n'amenait pas d'urine à l'extérieur.

L'état général du malade s'était beaucoup amélioré, malgré la
persistance de la fistule, lorsqu'au mois de mars suivant, les
douleurs, les hématuries, la purulence de l'urine se montrèrent
de nouveau. A plusieurs reprises de petits calculs sortirent par la
fistule. Un d'eux plus volumineux produisit un abcès que j'incisai.

Ces accidents se répétant et s'aggravant, en juillet 1886, un an
après la première taille, j'explorai la vessie et je trouvai

plusieurs calculs. Le 15 juillet je pratiquai une nouvelle taille
latéralisée. La fistule due à l'opération précédente permettait
l'introduction d'une sonde cannelée et n'avait pas plus de trois
millimètres de diamètre. J'enlevai trois calculs ayant environ les
dimensions de ceux enlevés l'année précédente.

Je raclai avec une curette le trajet fistuleux et enlevai avec des
ciseaux les parties qui me semblaient indurées. Je ne laissai une
sonde dans le trajet que pendant 24 heures. Malgré des précautions, malgré le repos absolu imposé au malade, malgré des
cautérisations au nitrate d'argent, la plaie ne se cicatrisa pas et
aujourd'hui (7 juillet 1887) la fistule persiste encore. Aucune
goutte d'urine ne passe par le canal.

Le malade, en proie à de vives souffrances est devenu morphi-
nomane. De nouveaux calculs se reforment à chaque instant et
sortent par la fistule. Son état est tel que j'ai renoncé à toute
nouvelle intervention.

Réflexions. — Les causes qui ont amené la persistance de la fistule dans ce cas sont assez multiples pour
qu'il soit difficile de décider entre elles. On peut en in-
voquer trois :

La cystite chronique ;

La formation continuelle des calculs ;

L'hypertrophie prostatique.

La purulence des urines a pu inoculer les lèvres de la
plaie et empêcher leur réunion, mais ce n'est là qu'un
facteur accessoire. La tendance à la formation des
calculs a pu avoir une certaine importance, en maintenant béante l'ouverture vésicale ; mais il n'y avait pas
incrustation des parois de la fistule, comme certains
chirurgiens l'ont observé.

Nous serions beaucoup plus disposé à croire que l'hypertrophie prostatique a eu le principal rôle. Le malade
n'urinait pas sans sonde depuis deux ans. Après l'opé-

ration, l'urine n'a eu aucune tendance à s'échapper par le canal, la fistule constituant une voie beaucoup plus aisée pour son écoulement.

Une autre affection de la prostate, plus rare sans doute que l'hypertrophie, mais qui peut évidemment se rencontrer chez les calculeux, affection qui aura une influence incontestable sur la persistance de la plaie qu'entraine la taille périnéale, est la tuberculose prostatique.

Les auteurs n'en parlent pas ; nous n'avons trouvé aucune observation de fistule consécutive à la taille où cette cause fut signalée. Ce silence, nous ne pouvons guère nous l'expliquer que par la rareté du fait ; il a dû cependant être dans quelques cas l'effet d'un oubli.

Ainsi, nous pourrions reproduire une certaine observation de Verneuil au sujet d'une taille périnéale, faite, il est vrai, non pas pour un calcul, mais pour une cystalgie ; l'opéré qui avait une tuberculose de la prostate, conserva une fistule.

L'illustre chirurgien de Paris met cet accident uniquement sur le compte du spasme uréthral que lui révéla le cathétérisme ; mais à notre avis, l'état de la prostate n'est pas dans ce cas une cause à négliger, et le spasme uréthral eût-il manqué, ce malade avait de grandes chances de guérir incomplètement.

La présence de tubercules dans la prostate, devra être, ce nous semble, de même que l'hypertrophie, une indication absolue d'aborder la vessie par la région suspubienne. Par ce moyen, on évitera de porter une incision sur des tissus dégénérés et à peu près sans tendance à la réparation.

A toutes ces causes, tant générales que locales qui peuvent, chez le taillé, mettre obstacle au processus cicatriciel, nous ajouterons pour être complet que la fistule est quelquefois la conséquence d'une complication qu'on ne saurait toujours prévenir, l'infiltration urineuse. Cet accident peut amener dans certains cas une perte de substance si considérable qu'il est impossible à la brèche de se réparer. C'est là heureusement un fait exceptionnel.

Nous ne parlerons pas de l'imperfection des pansements, ils peuvent avoir une influence ; mais nous ne pensons pas qu'aujourd'hui, on trouverait un chirurgien assez mal avisé pour suivre cette erreur des anciens qui consistait à bourrer le trajet périnéo-vésical de charpie, sous prétexte de diriger la cicatrisation.

Mentionnons enfin, en terminant, l'indocilité du malade : celui-ci, en effet, peut à chaque instant, par des mouvements intempestifs, écarter et disjoindre les surfaces de sa plaie, qui ne tendent qu'à s'accoler.

On voit par cet aperçu pathogénique combien sont nombreuses les influences qui, après la taille, vont contrarier la cicatrisation, concourir d'une façon plus ou moins efficace à l'établissement d'une fistule.

Il est rare que l'une de ces influences, l'une de ces causes agisse isolément ; le plus souvent elles s'allient et se combinent, et ne peuvent être reconnues et démêlées par le praticien qu'au moyen d'un examen attentif et minutieux.

CHAPITRE III

Pronostic.

La fistule urinaire consécutive à la taille, mérite, par sa fréquence et sa gravité, toutes les préoccupations du chirurgien. On en parle peu aujourd'hui, mais cela tient à la déplorable habitude qu'on a de nos jours de publier les observations avant la fin du traitement et de ne faire que deux catégories de malades, les morts et les survivants.

Bien vite le praticien apprend par expérience combien sont difficiles à guérir ces sortes d'accidents. De nombreux traitements chirurgicaux, de nombreux moyens thérapeutiques ont été proposés, il est vrai; mais leur nombre même est un signe de leur impuissance et montre leur peu d'efficacité. Le malheureux calculeux à qui la lithotomie a laissé une fistule a de grandes chances de garder son infirmité pendant toute son existence : aussi, Scarpa n'a-t-il pas craint d'avancer que les fistules consécutives à la taille sont plus graves que la taille elle-même, à cause de l'impuissance de l'art.

Ces fistules rebelles à tout traitement pourront, pour quelques individus, ne constituer qu'une incommodité plus ou moins pénible et les obligeront seulement à des soins de propreté constants. Civiale rapporte le cas d'un malade de son service qui était porteur de cette infirmité depuis plus de douze ans ; on cite des malades qui ont vécu soixante ans avec leur fistule : mais il faut bien se persuader que ce sont là des cas exceptionnels. Le plus souvent une fistule persistante peut amener et amène presque fatalement des accidents à redouter.

Nous ne parlerons pas de la triste situation qui est faite aux infortunés fistuleux, nous ne dirons rien du dégoût qu'ils ont d'eux-mêmes, de celui qu'ils inspirent ; nous nous contenterons de signaler les divers désordres auxquels les expose un tel état, et nous aurons un tableau suffisamment noir.

La sortie de l'urine, même accidentelle ou temporaire par la voie anormale devient une cause permanente d'irritation. Un érythème tenace et douloureux envahit la peau du périnée, du scrotum et de la face interne des cuisses ; quelquefois l'inflammation plus profonde donne naissance à des abcès, à des clapiers, à des fusées purulentes plus ou moins éloignées. Dans la thèse de Broussin (Paris, 1882), nous trouvons le cas d'un malade, qui, resté fistuleux après la taille, fut enlevé par un érysipèle qui se développa autour de l'orifice anormal. Ce fait n'est pas isolé.

Ce n'est pas tout : les urines s'altèrent, deviennent sédimenteuses, le trajet fistuleux se recouvre d'incrustations phosphatiques qui vont devenir l'origine de nouveaux calculs, atteignant parfois un volume considérable. Cette complication n'est pas exceptionnelle : Blasius, Crosse, Petit, Covillard, en rapportent des exemples

curieux ; Deguise en 1852 faisait une communication
intéressante sur ce sujet à la Société de chirurgie ; nous
n'en citerons qu'une observation de Chopart.

OBSERVATION

Un homme de Pontoise qui avait été taillé à l'âge de 3 ans, et
dont la plaie resta fistuleuse, rendait continuellement ses urines
par le périnée. Il parut dans cette région une tumeur dure, mais
qui ne l'empêcha pas de travailler aux champs, ni de monter à
cheval. Malgré ses infirmités, il se maria en 1727 et eut plusieurs
enfants. Devenu veuf cinq ans après, il se remaria en 1775 et eut
encore un enfant. La tumeur du périnée augmenta de volume et
s'étendit dans le scrotum ; il y survint de l'inflammation avec des
douleurs aiguës ; mais bientôt la gangrène se manifesta aux
téguments de ces parties : il s'y forma une crevasse d'où il sortit
une pierre ovalaire, lisse, du poids de dix onces, que M. Lelau-
mier, chirurgien de Paris, a présentée à l'Académie de Chirurgie
en mars 1761. Des escharres gangréneuses se détachèrent ;
l'ulcère, qui était large et profond, se détergea, et la cicatrisation
eut des progrès si prompts que le malade fut en état de marcher
au bout de six semaines : il lui resta une fistule au périnée. Cet
homme, d'un tempérament fort et robuste, eut encore deux
enfants, et vécut encore environ une vingtaine d'années après la
sortie de cette pierre volumineuse, qui s'était formée dans le
tissu cellulaire du périnée, et qui, par son poids et sa pression,
avait causé la gangrène des téguments.

Un accident, plus grave que tout ce que nous veno s
de passer en revue, mortel à brève échéance, peut encore
se présenter. Le fistuleux peut succomber à une véritable pyélo-néphrite infectieuse, dont nous donnerons
plus loin l'explication pathogénique.

L'urine qui s'écoule presque continuellement par la plaie périnéale subit au contact de l'air et des micro-organismes qu'il transporte des altérations particulières qui modifient ses réactions; d'acide qu'elle était, elle devient bientôt alcaline. L'odeur pénétrante ammoniacale exhalée par le porteur d'une fistule en est une preuve certaine.

Non seulement cette fermentation de l'urine se fait en dehors de la vessie, quelquefois elle se produit dans la cavité vésicale elle-même. Elle est d'ailleurs favorisée par le mauvais état de cet organe qui a été irrité et enflammé longtemps par la présence du calcul et plus ou moins contusionné pendant l'acte opératoire par l'introduction réitérée d'instruments.

La vessie est atteinte d'une phlegmasie bâtarde, inflammatoire et infectieuse, qui ne tarde pas à avoir un retentissement sur le rein, retentissement dont le mode de production donne lieu à des contestations, mais que Pasteur et Kels expliquent d'une façon très vraisemblable par le transport direct jusque dans cet organe par l'intermédiaire des uretères, des éléments pathogènes, (bacillus uræ, bacterium thermo) que renferme le liquide urinaire au niveau de la vessie.

Nous ne décrirons pas les symptômes de cette complication rénale; nous dirons tout simplement que le fistuleux qui en est atteint meurt presque fatalement d'urémie.

Par tout ce que nous venons de dire, il devient évident que le pronostic de la fistule périnéale et assez sombre pour que le lithotomiste s'attache à prévenir, par tous les moyens, ce terrible accident.

CHAPITRE IV

Du Traitement.

Ce chapitre se divisera tout naturellement en deux parties ; dans la première, nous parlerons du traitement prophylactique, qui nous intéresse particulièrement ; dans la seconde, nous traiterons brièvement du traitement curatif.

Traitement prophylactique. — Les indications générales de la prophylaxie de la fistule urinaire, après la taille périnéale, ressortent presque tout entières de l'étude pathogénique que nous venons de faire. On peut les considérer avant, pendant et après l'opération.

I. — Les auteurs anciens insistaient beaucoup sur l'influence des saisons relativement au succès des grandes opérations ; la taille avait ses époques, et, bien des chirurgiens très recommandables, des siècles derniers, professaient ces doctrines qu'ils appuyaient d'ailleurs d'une entière conviction. Nous voyons dans les précieux *Traités de Lithotomie* de Tolet, de Deschamps, que le printemps et l'automne étaient les deux saisons préférées pour l'opération de la taille. Les calculeux n'étaient reçus dans les hôpitaux de Paris que dans les mois d'avril et de septembre, et ceux qui se présentaient à un autre temps étaient renvoyés à une de ces saisons, la plus prochaine.

Aujourd'hui, pour faire une taille ou entreprendre tout autre opération, toute l'année paraît bonne, et il n'est pas, que nous sachions, une saison où la cicatrisation soit plus hâtive, où les résultats soient plus favorables qu'à une autre.

Si les anciens s'étaient trompés en accordant aux saisons une influence exagérée, ils avaient, par contre, parfaitement raison en faisant jouer un rôle capital dans le succès définitif de la taille, à ce qu'ils appelaient les soins préparatoires. Le calculeux, avant d'être taillé, était mis dans les meilleures conditions pour supporter ce traumatisme, pour faire les frais d'une cicatrisation rapide et complète.

La chirurgie moderne, trop confiante dans ses nouvelles ressources, semble négliger un peu cette préparation du malade, qui cependant, dans bien des cas, peut à elle seule faire éviter l'accident fâcheux dont nous nous occupons : la fistule urinaire.

Le plus souvent, le calculeux qui réclame une intervention, souffre depuis longtemps ; son affection, d'abord locale, a eu un retentissement sur tous les appareils, et l'on peut dire que le calculeux de vieille date est un véritable cachexique. Il est pâle, faible et amaigri, son système nerveux est irritable, ses fonctions digestives sont troublées ; pour lui, plus de sommeil, tourmenté qu'il est sans cesse par des envies fréquentes d'uriner, envies toujours douloureuses et s'accompagnant à peine de l'émission de quelques gouttes d'urine brûlante et souvent hématique.

Entreprendre une opération aussi grave que l'est la lithotomie sur un pareil organisme, c'est se ménager un échec presque certain.

Comment donc le chirurgien arrivera-t-il à corriger cet état de misère physiologique, à mettre son malade dans les conditions d'un blessé ordinaire ? — En s'attachant à modifier l'état de la vessie, organe le premier malade ; en supprimant en outre ou tout au moins en modérant la douleur, car c'est elle qui a causé, entretient et augmente l'état de décadence dans lequel nous venons de voir le calculeux.

Pour cela, il dispose de moyens assez efficaces : on peut dire que l'irritation vésicale est moins due à la présence du calcul qu'à ses déplacements continuels ; aussi, condamner le malade au repos absolu, au décubitus dorsal, est-ce atténuer déjà dans une large mesure les souffrances qui continuellement le tourmentent. Les bains chauds prolongés auront aussi une heureuse influence : répétés chaque jour, ils rendront les mictions moins douloureuses et contribueront à calmer l'érétisme nerveux.

A ces ressources secondaires, mais importantes, on joindra les injections intra-vésicales faites avec divers liquides antiseptiques. Nous donnons la préférence à la solution tiède d'acide borique à 3 %, qui aura l'avantage de modifier l'état de la vessie et de changer les caractères de l'urine. Enfin, dans ce traitement. presque entièrement dirigé contre l'élément douleur, l'emploi des narcotiques sous des formes variées, injection de morphine, suppositoires belladonés, etc., trouvera son indication.

La douleur calmée, le patient trouvera un sommeil réparateur; l'appétit renaîtra, les forces reviendront, et au bout d'un temps variable, l'état général sera considérablement amélioré ; notre calculeux aura recouvré cet embonpoint que les chirurgiens du XVIᵉ siècle regardaient comme si nécessaire pour obtenir une guérison sans fistule. En un mot, il sera prêt pour l'opération.

Là se pose une question qui peut paraître d'une grande importance : à quel procédé de cystotomie le chirurgien soucieux d'écarter le plus possible de son malade les chances d'une fistule urinaire, devra-t-il donner la préférence ?

Nous n'avons pas à nous occuper, bien entendu, des méthodes depuis longtemps condamnées et abandonnées, telles que la méthode Celsienne et la méthode Marianne. La discussion ne portera que sur les procédés aujourd'hui employés, taille latéralisée, taille médiane, taille bilatérale, taille médio-bilatérale et taille prérectale.

Nous croyons que tous ces procédés, considérés en eux-mêmes, en dehors de toute application, peuvent être acceptés comme également bons et qu'aucun d'eux ne prédispose d'une façon particulière aux fistules. Nous ferons toutefois exception pour la taille prérectale qui, comme nous l'avons vu, a donné un taux de fistuleux très considérable, entre des mains très expérimentées.

Mais si ces procédés, au point de vue théorique, semblent avoir la même valeur, ils ne donneront de bons résultats qu'à la condition d'être appliqués chacun en temps opportun et d'une façon convenable.

L'opérateur sera guidé dans le choix d'un procédé et par l'âge du malade et par le volume du calcul. Il devra donc, avant de saisir le bistouri, faire une exploration minutieuse de la vessie, déterminer, s'il le peut, la grosseur et la forme de la pierre à extraire.

Le malade est-il jeune, sa pierre est-elle petite? On pourra employer la taille médiane. La pierre, au contraire, est-elle volumineuse, la taille latérale sera indiquée.

A-t-on à faire à un adulte: si le calcul est petit, le chirurgien pourra choisir entre la taille médiane et la taille latérale; si le calcul a un volume considérable. les tailles bilatérale et médio-bilatérale trouveront leur indication.

II. — Le praticien a choisi son opération, il lui reste à la bien exécuter; pour cela, la première condition, croyons-nous, est d'aller lentement.

On reste étonné en lisant la relation de la taille faite par Perchet sur la personne du jeune Mony en 1729, en présence de Petit, Garengeot et Morand. L'opération, est-il dit, dura deux minutes et demi, bien que Perchet fut obligé d'aller chercher une seconde pierre dans la vessie.

A la précipitation trop fréquente des anciens, qui mettaient un point d'honneur à aller vite, précipitation dont la seule excuse était d'abréger la souffrance du malade, doit succéder une sage et prudente lenteur.

Le sommeil chloroformique nous permet de ne plus compter les minutes.

L'opérateur devra diviser successivement, sans jamais

s'égarer, les divers plans qui le séparent de la prostate, donnant à son incision une longueur proportionnée au volume de la pierre. La prostate sectionnée, il apportera toute son attention et toute son adresse à l'introduction des tenettes et à l'extraction du calcul ; c'est un temps de l'opération très délicat et qui peut avoir une influence réelle sur la persistance de l'ouverture périnéale sous forme d'un canal fistuleux. Il n'est pas sans importance de ne pas froisser et déchirer le col ; aussi faut-il tirer doucement dans la direction du périnée, en imprimant à l'instrument des mouvements de latéralité, de manière à faciliter l'engagement du calcul à travers la voie plus ou moins étroite qu'il doit traverser.

Si le chirurgien parvient à tourner ces difficultés, il n'aura pas à regretter la lenteur de son opération.

Bien faire, c'est aller assez vite. « *Fat citò, qui fat bene.* » Telle est la vieille maxime qui doit nous servir de guide.

III. — « Votre opération est faite, Dieu vous guérisse, » disait Frère Jacques à ses taillés, et il abandonnait ses opérés. Ce n'est, certes, pas ainsi que doit agir le chirurgien qui se préoccupe d'obtenir une guérison complète, d'éviter à son patient les tristes conséquences d'une fistule permanente. L'opération terminée, il lui reste à diriger le pansement, à surveiller, prévenir et combattre les accidents multiples qui peuvent se produire du côté de la plaie vésicale qu'il a faite.

C'est ici le lieu de nous demander ce qu'il faut penser de la réunion immédiate de la plaie périnéo-vésicale, réunion immédiate qui serait de tous le meilleur moyen d'éviter la formation d'un trajet fistuleux.

De tout temps, la cystotomie et la cicatrisation par première intention ont été considérées comme des actes chirurgicaux incompatibles ; et les soins donnés aux taillés correspondent à l'idée qu'on s'est faite sur l'insuffisance de la nature et de l'art à produire la cohésion des bords de la plaie. Le plus souvent, en effet, le pansement appliqué est un véritable pansement divisif.

Cependant, la littérature chirurgicale renferme quelques rares exemples de cicatrisation extrêmement rapide qui pouvaient laisser espérer qu'un traitement convenablement institué pourrait donner des réunions sans bourgeonnement, sans suppuration.

Bouisson, en France, Crichton, en Angleterre, furent les premiers qui dirigèrent leurs recherches de ce côté. Leur tentative fut heureuse, en ce sens que l'un et l'autre purent bientôt rapporter un nombre notable de guérisons complètes obtenues en quelques jours.

Bouisson aurait obtenu vingt cas, et Crichton en compterait trente.

Mais, à côté des succès de ces deux opérateurs, nous regrettons de ne pas trouver le nombre de leurs échecs ; ce n'est que par la comparaison de ces chiffres que nous pourrions nous faire une opinion exacte sur cette méthode (1).

Bouisson, par exemple, a obtenu vingt fois la réunion immédiate ; mais combien de fois l'a-t-il tentée ; combien de fois ses tentatives ont-elles été suivies d'accidents : Voilà ce qu'il nous importerait de savoir.

Il semble, *à priori*, que, dans bien des cas, chercher à

(1) *Gazette médicale de Paris*, 1862.

éviter une fistule en tentant la réunion immédiate, c'est se mettre dans d'excellentes conditions pour se ménager cette complication à laquelle on veut se soustraire.

Le rapprochement des bords de la plaie, en effet, qu'il soit fait par compression, qu'il soit fait par simple rapprochement des cuisses, expose, pour peu que l'urèthre enflammé n'ait plus un calibre suffisant, à une infiltration d'urine avec toutes ses conséquences, à des abcès gangréneux, à une perte de substance étendue, tous accidents qui, s'ils ne sont pas mortels, laisseront après eux une fistule à peu près incurable.

La sonde à demeure ne saurait prévenir complètement ce fâcheux résultat, car, l'urine violemment chassée par une vessie qui, forcément, a été irritée par l'opération, passe toujours en partie entre la sonde et le canal. La sonde à demeure, d'ailleurs, constitue, par elle-même, un corps étranger, souvent mal toléré, qui amène du ténesme et peut entraver et retarder la cicatrisation.

Nous proscrirons donc la réunion immédiate, en tant que méthode ordinaire. Nous reconnaissons que, dans quelques cas, malheureusement trop rares, elle a pu être suivie de bons résultats; mais son application demande, d'une part, un concours de circonstances si nombreuses, jeune âge du sujet, bon état général, vessie non enflammée, petit volume du calcul, d'autre part fait courir de tels dangers au malade, que nous préférons avoir une cicatrisation moins prompte, mais plus sûre, en nous contentant d'une réunion secondaire.

Boüisson n'appliquait, chez ses opérés, aucun pansement sur la plaie périnéale ; il se contentait de maintenir rapprochées les cuisses de son malade, et, dans quelques cas, rares du reste, d'introduire dans le canal une sonde en gomme. Nous qui poursuivons un autre but, qui cherchons presque à éviter cette réunion par première intention que le professeur de Montpellier désirait, à quel mode de pansement donnerons-nous la préférence?

L'histoire de la taille nous montre que le pansement immédiat de cette opération a considérablement varié avec les idées théoriques qui l'inspiraient, avec l'accident que le lithotomiste cherchait surtout à éviter.

Les anciens, qui accordaient une grande importance aux topiques, recouvraient la plaie d'onguents et de baumes vulnéraires; Frère Côme contribua beaucoup à faire abandonner cette pratique.

Plus tard, la marche de la cicatrisation des plaies de la taille périnéale fut étudiée avec soin, et il fut démontré que l'occlusion devait se faire des parties profondes vers les téguments. Partant de cette notion, quelques opérateurs conseillèrent de bourrer de charpie le trajet périnéo-vésical pour écarter les lèvres de la plaie et n'en laisser cicatriser que le fond, tout en forçant l'urine à reprendre sa voie naturelle. Pratique mauvaise qui expose aux phlegmasies urineuses.

Colot, le premier, imagina de placer dans le trajet de la plaie un gros tube qui faisait communiquer la vessie avec l'extérieur, donnant ainsi à l'urine une voie d'écoulement large et facile.

Ce mode de pansement, dont la canule de Dupuytren ou le tube de Nélaton ne sont que des modifications plus ou moins heureuses, est encore celui qui est généralement accepté par les chirurgiens de nos jours.

L'introduction, dans la plaie, de ce conduit rigide qui écarte les surfaces, semble aller, de prime abord, à l'encontre de cette cicatrisation sûre et complète, sinon rapide, que nous cherchons à obtenir ; mais si nous réfléchissons que cette canule, laissée en place vingt-quatre ou quarante-huit heures seulement, peut nous mettre à l'abri de l'hémorrhagie et de l'infiltration d'urine, complications très à redouter, amenant, l'une, une dépression plus ou moins grande du malade, l'autre une destruction de tissus parfois irréparable, nous comprendrons toute l'importance de son rôle, nous verrons qu'elle est un de nos plus précieux moyens dans la prophylaxie de la fistule.

Mais si le tube de Colot ou ses modifications peuvent être utiles dans les deux ou trois premiers jours en assurant l'hémostase, en préservant la plaie dans tout son trajet du contact de l'urine, jusqu'à ce qu'elle se soit recouverte de bourgeons charnus, qui formeront une barrière efficace à l'infiltration, laissée plus longtemps, elle deviendrait une cause de retard dans la cicatrisation, favoriserait la production d'une fistule rebelle.

Après nous avoir mis à l'abri de l'hémorrhagie, après avoir prévenu l'infiltration urineuse, le tube périnéal va nous permettre, pendant les quelques jours qui suivent l'opération, de pratiquer facilement dans la cavité vésicale des irrigations plus ou moins fréquentes qui détergeront les parois de la vessie, qui les débarasseront des fragments, des poussières, des caillots, du sang, du pus qui pouvaient les recouvrir, qui modifieront le contenu vésical, qui, enfin, seront un moyen très utile pour combattre cette cystite, presque inséparable des calculs et de l'opération qu'ils imposent, cystite dont nous avons vu toute l'importance dans notre chapitre de pathogénie.

La vessie est-elle peu enflammée, on se bornera à des lavages aussi peu irritants que possible; eau tiède rendue aseptique, eau boriquée, etc.

L'opération, au contraire, a-t-elle été suivie d'une réaction vive, l'urine est-elle devenue ammoniacale et purulente, c'est à des injections actives, modificatrices qu'il faudra s'adresser : eau phénique au millième, solution de sublimé à 0,25/1000, solution de nitrate d'argent à 1/1000, etc.

Dans certains cas, même, d'altérations profondes du fluide urinaire, on a conseillé d'établir, à l'aide d'une sonde à double courant, des irrigations continues avec des liquides antiseptiques.

Si la cystite s'accompagne d'incrustations phosphatiques de la plaie, ce sont les injections acidulées et les bains qui donnent les meilleurs résultats. Ces moyens peuvent échouer; on aura recours alors au détachement de la couche inorganique avec les doigts ou la curette.

Dans tous les cas, une propreté absolue sera entretenue autour du malade, des lotions fréquentes seront faites sur les parties souillées par l'urine; tout le voisinage de la plaie sera recouvert d'un corps gras; de vaseline boriquée, par exemple.

Ces divers soins réussiront en général à améliorer l'état de la vessie, à rendre l'urine moins âcre, moins irritante, en un mot, à peu près inoffensive.

Nous nous attachons, comme on peut le voir, à rendre à l'urine sa composition normale, plutôt que de cher-

cher par des moyens artificiels (sonde à demeure) à détourner ce liquide altéré de la solution de continuité.

La sonde à demeure ne nous paraît pas indiquée, en
effet, dans le cas de catarrhe vésical simple, sans autre
complication. Cette opinion, nous allons chercher à la
justifier par quelques propositions :

Ou la vessie est à peu près saine, l'urine presque
normale et la sonde est inutile ; ou la vessie est
enflammée, l'urine alcaline et mélangée de pus, et la
sonde est mal tolérée et ne peut qu'entretenir la cystite ;
ou enfin l'urine forme des dépôts phosphatiques, et
l'algalie est absolument contre-indiquée.

Qu'on n'aille pas conclure de là, que nous proscrivons
sans appel l'emploi de la sonde à demeure après la
taille ; nous ne faisons qu'en restreindre les indications.
Si, en règle générale, nous la rejetons dans le cas d'inflammation vésicale, nous reconnaissons qu'elle est un
auxiliaire nécessaire, bien qu'imparfait, lorsqu'on se
trouve en présence d'une stricture de l'urèthre, d'un
spasme de la portion membraneuse ou d'une hypertrophie prostatique, pour maintenir suffisant le calibre du
canal, pour fournir à l'urine une voie de dérivation
utile, à mesure que l'orifice périnéal tend à se rétrécir.
Enfin, on verra par la suite, que, parmi les moyens à
diriger contre la fistule constituée, nous accordons une
certaine part, soit à la sonde à demeure, soit au cathétérisme répété.

Passons maintenant à l'étude thérapeutique des diver-
ses causes qui peuvent favoriser la formation d'une
fistule en mettant obstacle au rétablissement du cours
de l'urine par les voies naturelles.

Nous en avons considéré quatre principales :

Le rétrécissement fibreux ou cicatriciel de l'urèthre.

Le spasme.

Les corps étrangers du canal.

L'hypertrophie prostatique.

Le rétrécissement est rarement consécutif à l'opération ; le plus souvent, il existait et a été reconnu, lors de l'exploration de la vessie, de la recherche des calculs.

Ce rétrécissement aura forcément été traité et combattu avant l'intervention, puisqu'il faut que le canal soit libre pour l'introduction des instruments explorateurs ou du cathéter cannelé.

Quelle que soit la nature de ce rétrécissement, quel qu'ait été le traitement dirigé contre lui (dilatation ou uréthrotomie interne) abandonné à lui-même, il se reproduira presque fatalement et en peu de temps. La récidive ne saurait être prévenue que par des soins continuels. Aussi, dans ce cas, la sonde à demeure, malgré ses inconvénients, devient-elle nécessaire pour assurer le libre écoulement de l'urine par l'urèthre.

Dans quelques cas exceptionnels, l'angustie uréthrale peut être une suite de l'opération, soit que l'introduction répétée d'instruments dans le canal, à l'occasion de la taille, ait déterminé la production de quelques points ulcératifs ; soit que dans sa sortie le calcul ait plus ou moins déchiré l'urèthre. Dans les deux cas, il y aura formation du tissu cicatriciel rétractile, diminution de la lumière du canal.

Si quinze jours après la taille l'urine ne passe pas en grande partie par l'urèthre, l'attention du chirurgien devra être attirée sur cet obstacle possible ; un cathétérisme lui révèlera l'état du canal, et s'il y a un point rétréci, la conduite à tenir sera la même que dans le cas précédent.

Le spasme est le plus ordinairement une conséquence de la présence des calculs dans la vessie : son meilleur traitement sera donc la cystotomie elle-même; on pourra d'ailleurs aider à la disparition de la contracture réflexe du canal par les bains, les opiacés, le bromure de potassium. Si, malgré l'opération, malgré les précautions indiquées, le spasme persistait, c'est encore à la sonde à demeure que le chirurgien devrait recourir pour détourner l'urine de la plaie périnéale.

Les corps étrangers du canal qui, après la taille, peuvent s'opposer à l'issue de l'urine par le méat, sont, le plus souvent, de petits calculs, de petits graviers, ou qui ont été chassés de la vessie, ou qui se sont formés sur place en même temps que des incrustations phosphatiques ou calcaires se produisaient du côté de la plaie. Quelquefois aussi, l'obstacle est constitué par un lambeau membraneux, véritable produit d'exfoliation de la vessie.

Qu'on ait à faire à un calcul, à une incrustation, à un lambeau de muqueuse vésicale, l'indication est toujours la même : enlever simplement l'obstacle, se garder de placer une algalie, si le canal a un calibre normal ou suffisant.

Déjà, par ce que nous venons de dire, on peut prévoir quelle devra être notre règle de conduite dans le cas d'hypertrophie de la prostate. Le lobe, dont le développement exagéré rétrécit le canal, ne pouvant être attaqué, l'unique ressource thérapeutique dont dispose le chirurgien sera de lutter par le moyen ordinaire, par la sonde, contre la tendance qu'a le liquide urinaire à s'engager par l'ouverture accidentelle du périnée.

Tels sont les points les plus importants du traitement prophylactique, traitement indirect qui s'a tresse non pas à la solution de continuité elle-même, mais aux différentes causes qui pourraient l'entretenir. Appliqué avec soin, ce traitement indirect donnera le plus souvent une cicatrisation complète de la plaie périnéale dans les limites moyennes, c'est-à-dire de 25 à 40 jours ; il sera même suffisant, dans certains cas de fistules récentes sans altérations profondes des tissus voisins, pour obtenir l'occlusion des trajets.

Mais il est des cas de fistules anciennes, négligées, où il s'est produit des altérations si profondes, si intimes, qu'on a beau supprimer la cause qui les a engendrées et qui les entretient encore; ces lésions persistent en dépit de cela, et quand même. Elles trouvent leur raison d'être dans les modifications de texture, les indurations de tout le trajet de la plaie, indurations d'abord lardacées, puis fibro-cicatricielles et comme cartilagineuses ; en un mot, dans la perte de vitalité des tissus.

Agir directement sur ces masses fistulaires dans le cas que nous venons de rappeler, c'est remplir une indication aussi importante que de soigner le catarrhe vésical, que de rétablir le cours de l'urine. C'est là le *traitement curatif* proprement dit. Il doit, pour avoir quelques chances de succès, être associé aux précautions multiples qui constituent le traitement prophylactique.

Nous ne ferons que passer brièvement en revue les

différents modes d'intervention chirurgicale qui s'adressent à la fistule elle-même.

Les uns se proposent de conserver, en les utilisant, ces tissus calleux qui forment l'obstacle à la réparation, et pour cela ils cherchent à réveiller leur vitalité obscure (injections irritantes, avec de la teinture d'iode (Guyon), avec de la teinture de cantharides (Thompson), avec une solution de nitrate d'argent, etc. ; cautérisations légères au fer rouge ou au crayon de nitrate).

Les autres se proposent au contraire de les détruire en les supprimant par exérèse (ablation totale avec l'instrument tranchant ou le thermo-cautère).

Mentionnons enfin, pour mémoire, les topiques résolutifs : cataplasmes, onguent mercuriel, bains, qui peuvent rendre des services, mais sur lesquels on ne peut compter pour amener le ramollissement des indurations.

Les injections irritantes médicamenteuses peuvent être efficaces dans les fistules peu anciennes, quand la surface du trajet est recouverte de bourgeons charnus grisâtres, atônes, qui ont simplement besoin d'être stimulés ; mais elles constitueraient une ressource certainement insuffisante dans le cas de fistule invétérée.

En effet, la vieille fistule à parois indurées présente dans toute son étendue une véritable épidermisation, une pseudo-muqueuse, comme le dit Guyon ; et dans ce cas l'avivement est nécessaire.

On peut le produire par divers moyens : le bistouri ou la cautérisation.

L'avivement au bistouri est souvent incomplet ; les parties profondes sont difficilement atteintes par l'instrument tranchant, car la couche des tissus, qui constitue le périnée, épaisse à l'état normal, l'est bien plus encore quand elle est le siège d'une inflammation chronique.

Le thermo-cautère pourra être utilisé avec avantage pour débarrasser la surface de la fistule de sa pellicule épidermique, pour faire des cautérisations superficielles ; mais son action est parfois presque impossible à limiter.

A ces moyens on préfère bien souvent le crayon de nitrate d'argent, dont la manœuvre est plus facile et offre moins de dangers.

L'avivement, la cautérisation substituera à la fistule une nouvelle plaie, remplacera l'inflammation chronique par une inflammation franche, mettra, en un mot, en présence des surfaces qui auront une tendance naturelle à guérir, à s'agglutiner.

Mais dans quelques cas, les indurations, les callosités qui forment le trajet fistuleux, sont composées de tissus tellement dégénérés que les caustiques ne sauraient les modifier. C'est dans des cas de ce genre que les chirurgiens se sont crus autorisés à supprimer ces parties malades, soit par le cautère, soit par le bistouri.

L'excision partielle ou totale des masses fistulaires a été beaucoup pratiquée par Ledran et ses contemporains. Cette méthode n'a donné entre les mains de ses premiers auteurs que de rares succès ; elle était à peu près abandonnée quand Voillemier chercha à la remettre en honneur en la régularisant.

Il obtint, paraît-il, de nombreuses guérisons, même dans des cas désespérés (Phaphoutaki).

Nous considérons cependant ce procédé comme une

ressource ultime à laquelle on ne doit avoir recours qu'après avoir acquis la certitude de l'insuffisance de tout autre moyen moins sanglant, moins dangereux; car l'énorme perte de substance que produit l'ablation des parties indurées nous semble bien difficile à réparer.

A l'avivement, à l'excision, quelques chirurgiens ont eu l'idée de joindre la suture de la plaie; les résultats ont été déplorables, et si nous parlons de cette pratique ce n'est que pour la condamner.

Les indurations périnéales modifiées ou détruites par l'un ou l'autre des procédés indiqués plus haut, il devient tout rationnel de prévenir leur retour, en supprimant leur cause, en assurant le détournement des urines.

On peut employer dans ce but, ou la sonde à demeure, ou le cathétérisme répété à chaque miction, ou la compression digitale du périnée.

Ces divers moyens présentent chacun des indications un peu spéciales. Discuter ces indications nous entrainerait trop loin; nous nous arrêterons là. Nous ne nous étions d'ailleurs proposé que de donner une simple nomenclature des différentes ressources dont dispose le chirurgien pour la cure de la fistule.

Chacun de ces modes d'intervention que nous venons de passer en revue a donné quelques succès, tous comptent un grand nombre de revers.

Souvent la fistule a résisté à l'emploi de tous les moyens connus faisant le désespoir et du malade et du médecin.

Mais laissons parler Civiale :

« Nous avons dit que les fistules provenant d'abcès dans l'épaisseur des parois vésicales se ferment souvent d'elles-mêmes en peu de temps, à mesure que la vessie reprend ses propriétés organiques, et que ses fonctions s'exercent régulièrement. On voit persister, au contraire, celles qui surviennent après la taille ou la ponction sus-pubienne.

« Il y a là une circonstance notable que nous retrouvons dans les fistules sous-pubiennes. Celles de ces fistules résultant de la cystotomie, par n'importe quel procédé, sont très difficiles à guérir ; tandis que les ressources de l'art sont très efficaces pour les fistules résultant d'infiltrations urineuses, d'abcès étendus et de désordres si graves en apparence, qu'ils semblent défier tous les moyens de traitement. »

CONCLUSIONS

I. — Les procédés opératoires de la taille périnéale ne semblent pas prédisposer les uns plus que les autres à la production des fistules. Il n'y a guère d'exception que pour la taille prérectale, qui, quoique d'origine moins ancienne que les autres méthodes, a déjà donné des fistules en assez grand nombre.

II. — Le procédé opératoire paraît jouer, dans la production de la fistule, un rôle moindre que certaines conditions de l'état général ou local de l'opéré.

III. — Les conditions locales, contribuant à la persistance d'une fistule, sont : la cystite, la formation de nouveaux calculs et l'incrustation calcaire de la plaie, l'hypertrophie prostatique, les rétrécissements et les spasmes de l'urèthre.

IV. — Les conditions productrices de la fistule, dépendant de l'état général du malade, sont : l'âge avancé, l'amaigrissement et la cachexie.

V. — Le traitement sera surtout prophylactique ; il commence pendant l'intervention, qui évite les traumatismes violents du champ opératoire ; il se continue avec le pansement qui supprime les causes d'inflammation de la plaie.

Lyon. — Imprimerie J. GALLET, rue de la Poulaillerie, 9.